食疗药膳养生大全

孙新蕾　主编

中国纺织出版社有限公司

图书在版编目（CIP）数据

食疗药膳养生大全 / 孙新蕾主编 . -- 北京：中国
纺织出版社有限公司，2025. 3. -- ISBN 978-7-5180
-1517-7

Ⅰ . R247.1

中国国家版本馆 CIP 数据核字第 20240BX272 号

责任编辑：舒文慧　　　　特约编辑：吕　倩
责任校对：王花妮　　　　责任印制：王艳丽

中国纺织出版社有限公司出版发行
地址：北京市朝阳区百子湾东里A407号楼　邮政编码：100124
销售电话：010—67004422　传真：010—87155801
http://www.c-textilep.com
中国纺织出版社天猫旗舰店
官方微博 http://weibo.com/2119887771
天津千鹤文化传播有限公司印刷　各地新华书店经销
2025年3月第1版第1次印刷
开本：710×1000　1/16　印张：14
字数：235千字　定价：68.00元

凡购本书，如有缺页、倒页、脱页，由本社图书营销中心调换

第一章 食材及中药材图鉴

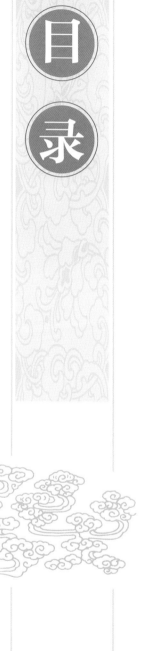

目 录

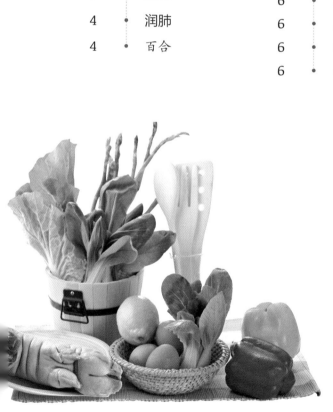

1

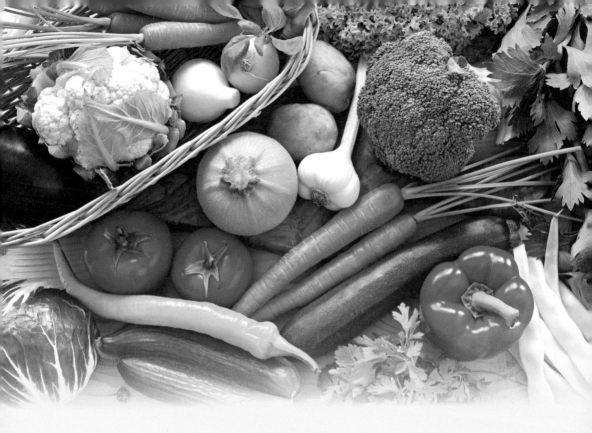

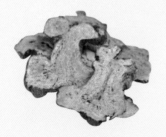

第二章 药膳补五脏，气血足、百病消

第三章 养肝食疗经

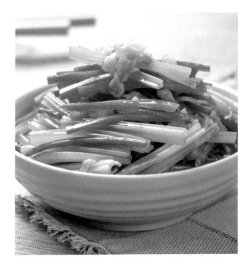

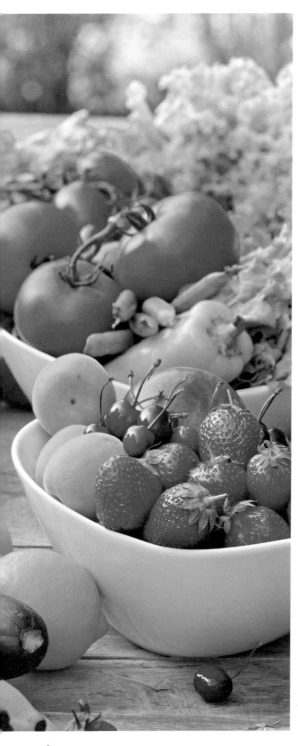

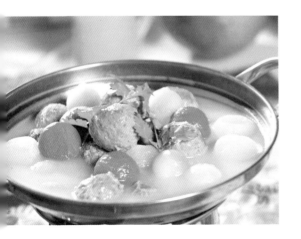

第六章 益心食疗经

第七章　健脾食疗经

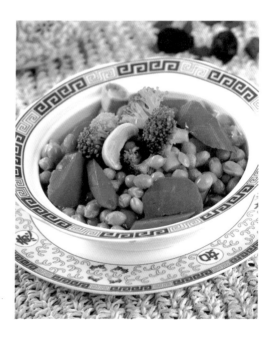

第一章

食材及中药材图鉴

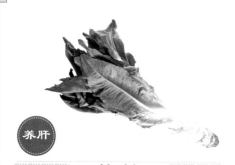

养肝

莴笋

○ **性味归经**
性凉，味甘，归肠、胃经。

○ **养肝功效**
莴笋含有丰富的钾元素，有利于人体内电解质的平衡，对肝腹水有一定的预防和缓解功效。

○ **家常做法**
可做汤、煮粥、炒菜、凉拌。

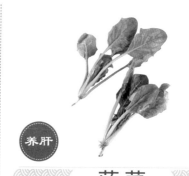

养肝

菠菜

○ **性味归经**
性凉，味甘，归肠、胃经。

○ **养肝功效**
能补肝养血、滋阴润燥、清热泻火，对于肝血亏虚、贫血以及肝阳上亢所致的目赤、头痛、便秘和高血压等有改善作用。

○ **家常做法**
可凉拌、做汤、煮粥、炒菜。

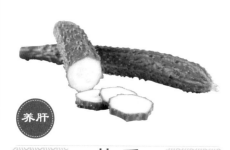

养肝

黄瓜

○ **性味归经**
性凉，味甘，归肺、胃、大肠经。

○ **养肝功效**
黄瓜中含有的丙氨酸、精氨酸等氨基酸可以起到改善肝功能的作用，尤其是对肝脏病人的康复很有益处。

○ **家常做法**
可凉拌、做汤、炒菜，还可用来制作面膜。

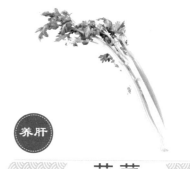

养肝

芹菜

○ **性味归经**
性凉，味甘，归肺、胃、肝经。

○ **养肝功效**
芹菜有特殊的香味，有平肝清热的作用。在《本草推陈》中有记载：芹菜"治肝阳头晕，面红目赤，头重脚轻，步行飘摇等症"。

○ **家常做法**
可凉拌、炒菜。

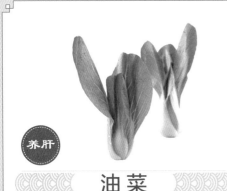

养肝

油菜

- **性味归经**
  性凉，味甘，归肝、脾、肺经。
- **养肝功效**
  油菜富含胆碱盐，可以与食物中的胆固醇以及甘油三酯结合，并促进其从粪便中排出，从而起到预防和缓解脂肪肝的作用。
- **家常做法**
  可煮粥、做汤、炒菜。

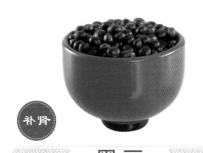

补肾

黑豆

- **性味归经**
  性平，味甘，归脾、肾经。
- **补肾功效**
  肾虚的人食用黑豆可以有效缓解尿频、腰酸、女性白带异常及下腹部阴冷等症状。
- **家常做法**
  可磨成豆浆、做汤、煮粥，还可做成炒豆当零食。

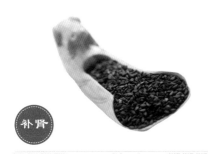

补肾

黑芝麻

- **性味归经**
  性平，味甘，归肝、肾、大肠经。
- **补肾功效**
  黑芝麻有补肝肾、润五脏的作用，可用于缓解和改善肝肾精血不足所致的须发早白、脱发以及皮糙发枯、肠燥便秘等症。
- **家常做法**
  可做调料、煮粥、磨成粉末制成芝麻糊等。

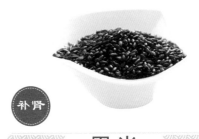

补肾

黑米

- **性味归经**
  性平，味甘，归脾、胃经。
- **补肾功效**
  黑米具有补肾益精的功效，对于少年白发、女性产后虚弱、病后体虚以及贫血等肾虚症状均有很好的补养作用。
- **家常做法**
  可做粥。

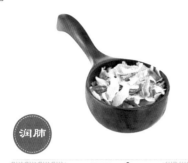

润肺

百合

- **性味归经**
  性微寒，味甘，归肺、心经。
- **润肺功效**
  百合具有止咳平喘的功效，主要用于辅助治疗慢性肺部疾病，如辅助治疗因慢性支气管炎或肺气肿导致的常咳或久咳不愈等。
- **家常做法**
  可煮粥、做汤，还可制作面膜。

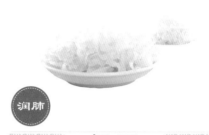

润肺

银耳

- **性味归经**
  性平，味甘，归肺、胃、肾经。
- **润肺功效**
  银耳是一味滋补良药，特点是滋润而不腻滞，具有滋阴润肺的功效，肺热咳嗽、肺燥干咳者可以经常食用银耳，以缓解病症。
- **家常做法**
  可煮粥、做汤、泡茶，还可制作面膜。

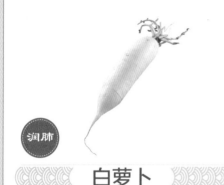

润肺

白萝卜

- **性味归经**
  性凉，味辛、甘，归脾、肺经。
- **润肺功效**
  白萝卜中含有较多的水分，食用后可以起到生津润肺的作用。另外，白萝卜中含有的芥子油可帮助消化、消除内热、润肺化痰。
- **家常做法**
  可做汤、煮粥、炒菜，还可制成白萝卜干。

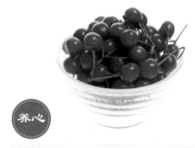

养心

樱桃

- **性味归经**
  性温，味甘、微酸，归脾、肝经。
- **养心功效**
  樱桃中的花青素含量非常高，具有非常不错的抗氧化作用，能保护心脏，心脏功能不佳者可以多食用一些樱桃。
- **家常做法**
  可生吃，做成水果罐头，还可加工成果脯。

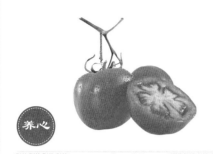

养心

西红柿

○ **性味归经**
  性微寒，味甘、酸，归肺、胃经。
○ **养心功效**
  西红柿中的番茄红素有抗氧化能力，能消除自由基，对人体各器官和系统具有保护作用。常食西红柿可预防心脑血管疾病。
○ **家常做法**
  可生吃、凉拌、炒菜、做汤、制成番茄酱。

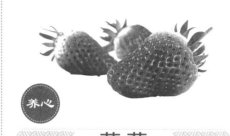

养心

草莓

○ **性味归经**
  性凉，味甘、酸，归脾、胃、肺经。
○ **养心功效**
  草莓能为人体提供丰富的优质蛋白质和无机盐、维生素以及微量元素，可以增强气血。
○ **家常做法**
  可生吃，榨果汁，还可制成草莓酱。

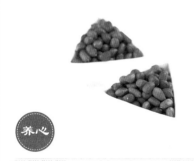

养心

花生

○ **性味归经**
  性平，味甘，归肺、脾、胃经。
○ **养心功效**
  花生的红皮中含有白藜芦醇，是心脑血管疾病的化学预防剂，可以净化血液，降低心脏病发生的概率。
○ **家常做法**
  可煮粥、制成花生奶，还可加工成零食。

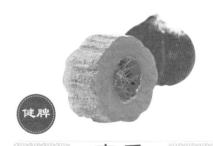

健脾

南瓜

○ **性味归经**
  性温，味甘，归脾、胃经。
○ **健脾功效**
  南瓜具有健脾胃、助消化的功能。这是因为南瓜所含的果胶可以保护脾胃免受粗糙食品刺激，非常适合脾胃虚弱者食用。
○ **家常做法**
  可煮粥、做汤、制成南瓜饼。

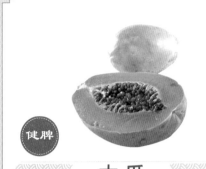

健脾

木瓜

○ **性味归经**
  性温，味酸，归肝、脾经。
○ **健脾功效**
  现代医学发现，木瓜中含有一种酶，能消化蛋白质，有利于人体对食物进行消化和吸收，所以有健脾消食的功效。
○ **家常做法**
  可生吃、做汤、榨汁、研末。

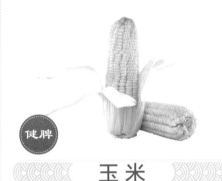

健脾

玉米

○ **性味归经**
  性平，味甘，归胃、肾经。
○ **健脾功效**
  玉米为黄色食物中的杰出代表，具有健脾、促进消化、恢复精力、补充元气的功效。
○ **家常做法**
  可蒸煮即食、打磨成汁、做汤、入菜、入馅。

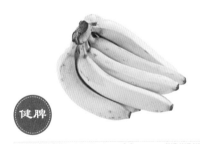

健脾

香蕉

○ **性味归经**
  性寒，味甘，归肺、大肠经。
○ **健脾功效**
  香蕉中含大量糖类、膳食纤维，可健脾胃、润肠燥。香蕉还能缓解胃酸对胃黏膜的刺激，是脾胃功能不佳者的理想水果。
○ **家常做法**
  可做成水果沙拉、香蕉泥，还可制作面膜。

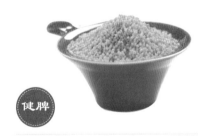

健脾

小米

○ **性味归经**
  性微寒，味甘，无毒，归胃经。
○ **健脾功效**
  经常食用小米可以起到调理脾胃、预防呕吐等作用。另外，小米富含维生素B_1、维生素B_2等，具有预防消化不良的功效。
○ **家常做法**
  可煮粥。

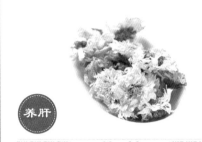

养肝

菊花

○ **性味归经**
味辛、甘、苦，性微寒，归肺、肝经。

○ **养肝功效**
菊花中含有丰富的维生素A，维生素A可起到清肝明目、补充精力的作用。

○ **家常做法**
可以泡茶、做菜、泡酒，还可用于制作美容面膜。

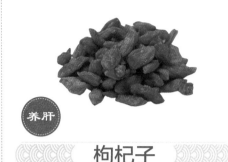

养肝

枸杞子

○ **性味归经**
味甘，性平，归肝、肾、肺经。

○ **养肝功效**
《本草经疏》记载："枸杞子润而滋补，兼能退热，而专于补肾、润肺、生津、益气，为肝肾真阴不足、劳乏内热补益之要药"。

○ **家常做法**
可以泡茶、做汤、泡酒、加工成保健品。

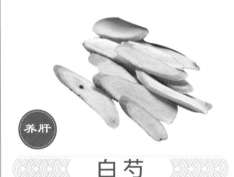

养肝

白芍

○ **性味归经**
性凉，味苦、酸，归肝、脾经。

○ **养肝功效**
白芍总苷对肝脏组织嗜酸性变性、坏死有一定的对抗作用；对肝细胞损伤具有保护作用。

○ **家常做法**
可以泡茶、做汤。

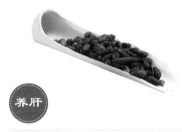

养肝

香附

○ **性味归经**
性微寒，味甘，归肝、三焦经。

○ **养肝功效**
香附具有理气解郁、调经止痛的功效，常用于肝郁气滞引起的胸、胁、腹胀痛等。

○ **家常做法**
可内服、口含、做汤。

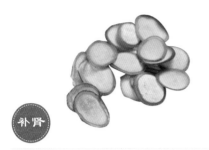

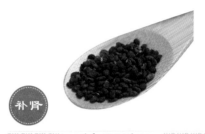

鹿茸

○ **性味归经**
性温，味甘、咸，归肾、肝经。

○ **补肾功效**
鹿茸具有壮肾阳、益精血的滋补作用，能强身、壮体、健脑、益寿。

○ **家常做法**
可做汤、煮粥、入药，经常被加工成各种补肾产品。

补骨脂

○ **性味归经**
性温，味辛、苦，归肾、脾、心包经。

○ **补肾功效**
补骨脂具有补肾壮阳，固精缩尿，温脾止泻，纳气平喘等作用。

○ **家常做法**
可入药、内服、做汤。

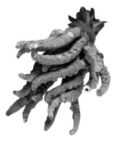

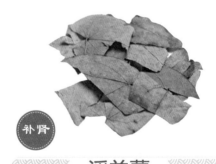

冬虫夏草

○ **性味归经**
性平，味甘，归肾、肺经。

○ **补肾功效**
冬虫夏草可补虚损，益精气，止咳化痰，减轻慢性病造成的肾脏病变，改善肾功能，减轻毒性物质对肾脏的损害。

○ **家常做法**
可泡酒、做汤、煮粥、入药，还被加工成各种保健品。

淫羊藿

○ **性味归经**
性温，味辛、甘，归肝、肾经。

○ **补肾功效**
淫羊藿可补肾壮阳，祛风除湿，促进精液分泌从而激发性欲。

○ **家常做法**
可加工成各种药品。

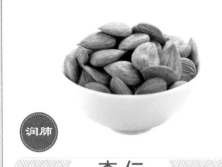

润肺

杏仁

- **性味归经**
  性温，味甘、苦，归肺、脾、大肠经。
- **润肺功效**
  杏仁具有补肺作用，用于辅助治疗感冒咳嗽、急性咽喉炎、痰多、气喘、支气管炎等症。
- **家常做法**
  可做菜、做汤、入药，还可加工成饮品以及干果。

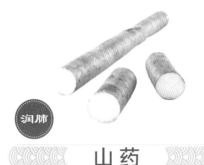

润肺

山药

- **性味归经**
  性平，味甘，归脾、肺、肾经。
- **润肺功效**
  可益肺气、养肺阴止咳，用于辅助治疗肺虚痰嗽久咳之症。
- **家常做法**
  可泡酒、做汤、煮粥、炒菜，还可加工成各种保健品以及药材或者干品。

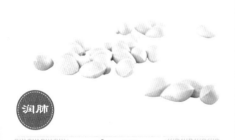

润肺

白果

- **性味归经**
  性平，味甘、苦、涩，有小毒，归肺、肾经。
- **润肺功效**
  白果的乙醇提取物对气管平滑肌有松弛的作用，并且有祛痰的功效，因此对肺有很好的保护作用。
- **家常做法**
  可做汤、煮粥，或者被加工成药材。

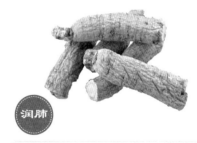

润肺

西洋参

- **性味归经**
  性凉，味甘、微苦，归脾、肺经。
- **润肺功效**
  西洋参根茎含人参皂苷Ro、Rb1、氨基酸、挥发油等成分，具有补肺作用。
- **家常做法**
  可做口含片、做汤、泡茶、泡酒，以及被加工成各种保健品。

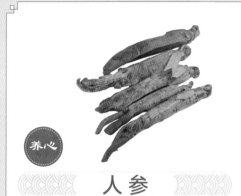

养心

人参

- **性味归经**
  性平，味甘、微苦，归脾、肺经。
- **养心功效**
  人参所含的人参皂苷Rb类有中枢镇静作用，Rb1、Rb2、Rc混合皂苷具有安定作用，因此其具有良好的补心作用。
- **家常做法**
  泡茶、泡酒、做汤，还可加工成保健品。

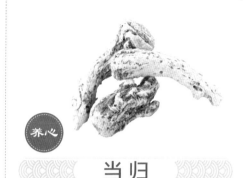

养心

当归

- **性味归经**
  性温，味甘、辛，归肝、心、脾经。
- **养心功效**
  当归水提取物对多种心律失常都具有明显的对抗作用；当归还可缓解心律加快；当归流浸膏可以使心房不应期延长等。
- **家常做法**
  可泡茶、泡酒、做汤、入药，还可加工成保健品。

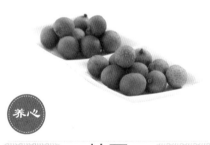

养心

桂圆

- **性味归经**
  性温，味甘，归心、脾经
- **养心功效**
  桂圆可补益心脾，养血安神，促进血红蛋白的再生，以治疗因贫血造成的心悸、失眠。
- **家常做法**
  可泡茶、泡酒、做汤、煮粥，还可加工成各种保健品。

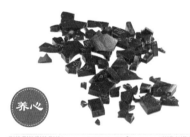

养心

阿胶

- **性味归经**
  性平，味甘，归肺、肝、肾经。
- **养心功效**
  阿胶具有补血、止血、滋阴润燥等作用，尤其对心悸、心烦、不眠等有缓解作用。
- **家常做法**
  可泡茶、泡酒、煲汤、熬粥、入药，还可加工成各种保健品。

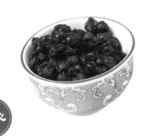

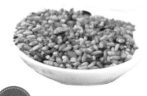

养心

五味子

- **性味归经**
  性温，味酸、甘，归肺、心、肾经。
- **养心功效**
  五味子含有机酸、维生素、类黄酮、植物固醇及木酚素，能益气强肝、加快细胞代谢，还有较好的补心作用。
- **家常做法**
  可做汤、泡茶、煮粥，可加工成药材。

养心

柏子仁

- **性味归经**
  性平，味甘，归心、肝、脾经。
- **养心功效**
  柏子仁主治心神虚怯，有养心血的功效。
- **家常做法**
  可煮粥、做汤，还可加工成各种保健品以及药材。

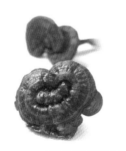

养心

灵芝

- **性味归经**
  性微温，味甘，归心、脾、肺经。
- **养心功效**
  灵芝可扩张冠状动脉，增加冠脉血流量，改善心肌微循环，增强心肌氧和能量的供给。
- **家常做法**
  可泡茶、泡酒、做汤、煮粥，还可加工成各种保健品以及药材或者干品。

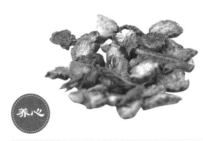

养心

丹参

- **性味归经**
  性微寒，味苦，归心、肝经。
- **养心功效**
  丹参具有活血调经、祛瘀止痛的作用，对缺血心肌有保护作用。
- **家常做法**
  泡酒、做汤，还可加工成各种保健品以及药材。

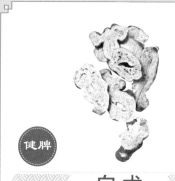

健脾

白术

○ **性味归经**
性温，味甘、苦，归胃、脾经。
○ **健脾功效**
白术具有补中益气、健脾和胃、燥湿利水，增进食欲等功效。
○ **家常做法**
可做汤，还可加工成各种药材。

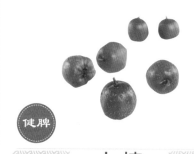

健脾

山楂

○ **性味归经**
性微温，味酸、甘，归脾、胃、肝经。
○ **健脾功效**
山楂具有消食健胃、活血化瘀的功效，特别对消食积滞作用更好。
○ **家常做法**
泡茶、泡酒、做汤、煮粥，还可加工成各种干品。

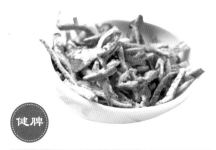

健脾

陈皮

○ **性味归经**
性温，味辛、苦，归脾、胃、肺经。
○ **健脾功效**
陈皮具有理气健脾、燥湿化痰，用于脾胃气滞引起的腹胀腹满、恶心呕吐等。
○ **家常做法**
可泡茶、泡酒、煲汤、熬粥，还可加工成各种药材。

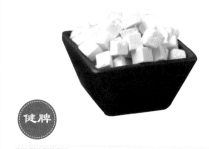

健脾

茯苓

○ **性味归经**
性平，味甘、淡，归心、肺、脾、肾经。
○ **健脾功效**
茯苓具有利水渗湿、健脾宁心的功效，还具有镇静作用。
○ **家常做法**
可泡茶、泡酒、做汤、煮粥，还可加工成各种保健品。

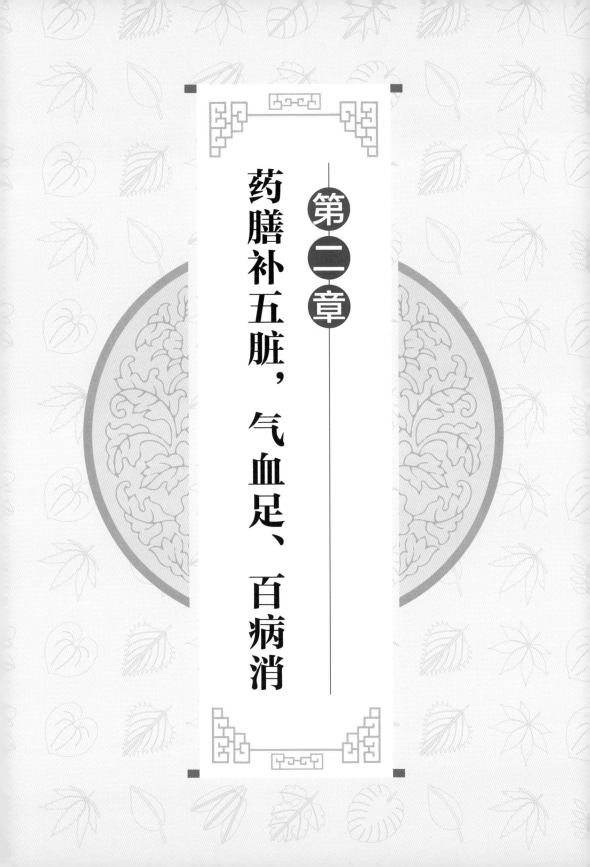

第二章

药膳补五脏，气血足、百病消

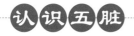

肝 ——将军之官

在《素问·灵兰秘典论》中，称"肝者，将军之官，谋虑出焉"。肝被比成一个有胆有识的将军，它不仅具有消化与解毒、维持气血、津液运行的功能，而且能调节精神情志。

肝藏血

肝具有贮藏和调节血量的功能。唐朝医学名家王冰是这样解释的："肝藏血，心行之，人动则血运于诸经，人静则血归于肝脏。"也就是说，在人体活动时，肝脏把贮藏的血液供给全身，使肢体、大脑血量充足而发挥作用；休息时，大量的血液回藏于肝进行休整，以保证人体活动时的需要。所以人体的活动耐力在很大程度上取决于肝的藏血功能。

肝主疏泄

疏泄，也就是疏通、舒畅的意思。肝主疏泄的功能主要表现在调节精神情志、促进消化吸收以及维持气血、津液的运行三方面。肝的疏泄功能一旦出现异常，就会影响身体健康。

◎调节精神情志。人的精神活动除了由心所主外，还与肝的疏泄功能有关。肝的这一项功能正常，人体就能较好地协调自身的精神、情志活动，表现为精神愉快、心情舒畅、理智灵敏；疏泄不及，就会影响人的情志，不仅会使人感到胸闷，而且会很容易生气，久而久之就会生病。

◎促进消化吸收。肝的疏泄功能有助于脾胃的升降和胆汁的分泌，以保证人体正常的消化、吸收功能。如肝失疏泄，可影响脾胃的升降和胆汁的排泄，从而出现消化功能异常的现象。

◎维持气血、津液的运行。血液是水谷精微通过中焦脾胃的作用而变化生成的，循行于经脉之中，由气的推动，周流全身。津液主要通过脾胃作用变化而成。它们含有人体所需要的营养物质，再通过肝、脾、肾等脏器输布全身，一旦肝的疏泄功能出现障碍，全身的各个器官均会受到损害。

肾 ——作强之官

中医认为，肾是人体的先天之本，是人体生殖发育的根源，脏腑功能活动的原动力。《黄帝内经》说："肾者，作强之官，技巧出焉。"这就说明了肾是人体力量的来源，对人体的正常运作有重要意义。

肾主封藏

《素问·六节脏象论》中说："肾者，主蛰，封藏之本，精之处也。"肾主封藏是指先天之精藏之于肾，肾精充则化源足，即肾贮藏与生俱来的生命物质，所以先天之精又名"生殖之精"。人之生身源于肾，生长发育基于肾，生命活动赖于肾。肾所藏之精，还包括后天之精。所谓后天之精，是指五脏六腑之精。它源于后天水谷精微，具有营养脏腑组织的作用。

肾主繁衍

肾精主导着人的生殖功能，对生殖能力起决定作用，可以说一生都是如此，中医说肾是人类繁衍的根本。初生的婴儿，先天之精和后天之精互相滋养，从此肾精随着人的成长逐渐充盈而进入旺盛阶段。进入青春期后，在肾精的作用下产生了能促进人的生殖功能逐渐

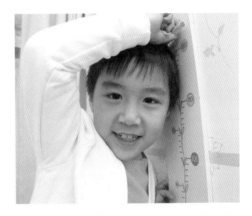

● 孩子的先天之精受之于父母。父母先养好肾再孕育宝宝是有好处的。

成熟的天癸（天癸即精气），男性和女性的性特征开始明显，青年男子开始产生精液，而青年女子开始初潮，这就是性开始成熟的标志，随后男人和女人开始具有了生殖能力。步入中年以后，肾精和由它产生的天癸开始逐渐亏损和减少，人的生殖能力渐渐下降，并逐渐消失，人的形体也随之发生变化。如果一个人肾精不足或受损，必然会影响性功能。

*注:《黄帝内经·太素》:"天癸，精气也"。

15

肺 ——相傅之官

《黄帝内经》中提到肺是"相傅之官"，意思就是把肺比作王朝的宰相，因为人体全身血脉都直接或者间接汇聚于肺，然后才散布于全身，因此医生诊病时首先要问一问肺经。

肺主呼吸

肺主司呼吸，是人体内外气体交换的主要场所。人体通过肺从自然界吸入清气，呼出体内的浊气，从而保证人体新陈代谢的正常进行。若肺受邪而功能异常，会出现咳嗽、气喘、呼吸不利等呼吸系统失和的症状。

肺主全身之气

中医认为，肺主气。《周氏医学丛书·脏腑标本药式》提到："肺藏魄，属金，总摄一身之气。"《素问·五脏生成论》认为人身之气均为肺所主，所以说："诸气者，皆属于肺"。

肺主持并调节全身各脏腑组织器官之气。这首先体现在气的生成方面，特别是宗气的生成，主要依靠肺吸入的清气与脾胃运化的水谷精气相结合而成。

其次体现在对全身气机具有

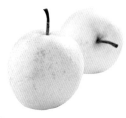

要养护肺气可以多吃梨、银耳等食物。

调节作用。肺有节律地一呼一吸，对全身之气的升降出入具有重要调节作用。因此，肺主一身之气的功能异常，可影响宗气的生成和全身气机的升降出入，表现为气短、声低、乏力等。

肺主宣肃

"宣"谓宣发，即宣通和发散之意。"气通于肺脏，凡脏腑经络之气，皆肺气之所宣。""肃"谓肃降，即清肃下降之意。

肺禀清虚之体，性主于降，以清肃下降为顺。肺宜清而宣降，其体清虚，其用宣降。宣发与肃降为肺气机升降出入的具体表现形式。肺位居上，既宣且降，又以下降为主，方为其常。

心 ——君主之官

《黄帝内经》里有"心为君主之官"的说法，即心统摄身体的五脏六腑，说明了心在人体的生命活动中具有极其重要的意义。一般情况下，"心不受邪"，即使受到干扰，心也是最后一个受到伤害的。

心主血脉

心主血脉，包括主血和主脉，是指心具有推动血液在脉管内运行以给养全身的功能。心脏搏动的动力来源于心气，只有心气充沛，才能维持正常的心力、心率和心律，才能使血液在脉管内正常运行。

由于心在推动、运行气血时，提供了心神功能正常发挥时所需的所有物质，因此，当心功能正常时，人脑会有充足的血液供应，机体往往表现为面色红润、有光泽，生命力旺盛等。而当心功能出现异常时，则会导致心血虚，相应地，人通常会出现面色苍白等症状。

心是全身血液运行的动力，脉是血液运行的通道。

中医上对某些血液和心血管系统的疾患，如吐血、衄血、心律不齐、闭塞性脉管炎等，往往从治心着手。

心主神志

古有"神有余则笑不休，神不足则悲"的说法，意思是说，神的"有余"和"不足"决定着人的"喜"与"悲"。其中，神即指人的意识、精神、思维活动。

中医把大脑皮层的精神意识和思维活动归属于心，指出了接受外界事物而发生的思维活动是由心来完成的。当心功能正常时，人表现为生机勃勃、精力充沛，对客观事物反应敏锐；反之，如果心发生了病理变化，就会出现心悸、心烦、失眠等症状，甚至思维混乱，神志失常。

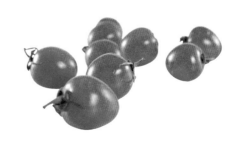

●想要补心，就要多吃红色食物。

脾——仓廪之官

中医认为，脾是造血和统血的器官。人体吸收的水谷精微，通过脾的运化能上通下达，濡养五脏六腑及四肢百骸，所以古人也将脾称为"后天之本"。因其含血量丰富，能够向其他器官补充血液，所以有"人体血库"之称。

脾主运化

脾主运化，讲的是运化营养物质和运化水湿的功能。脾能协助胃消化食物，并将富有营养的物质、津液、水分转化吸收，并运输到全身以营养五脏六腑和四肢百骸。

有些人食欲不好，倦怠乏力，身肿腹胀，小便不畅，大便溏泻，肾功能又没问题，老百姓说这是虚胖，中医则认为是脾虚了。此时单纯用利尿法会造成脾气更虚，宜采用健脾法，浮肿等症状就会消失。这就是根据脾具有运化水湿功能而采用不同于现代医学的一种治疗方法。大家一定很奇怪，到底水液代谢与哪个脏器有关，我们只能说各司其职。有了肺气的肃降、肝气的疏泄、脾气的运化，水液才能下达到肾，完成整个代谢过程。

脾主统血

脾统摄血液运行在脉管之内不越位，也就是说脾有力量控制住血不让它往外跑。如果脾气虚了，控制能力降低，血液就会越轨，离经叛道，出现许多慢性出血性疾病，如月经过多或淋漓不尽、鼻出血、紫癜、便血等。现在遇到出血性疾病，多半考虑的是止血，反复用止血剂，输血小板，效果却不是很理想，就是没有利用脾的这一特殊功能。特别是大出血用止血药无效时，速用人参、黄芪等益气健脾的药，反能固住血。中医有句话叫"有形之血不能速生，无形之气必需急固"，在临床上是很有疗效的。

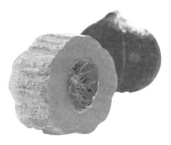

●虚胖的人宜采用健脾法，多吃黄色食物。

五味入五脏

酸入肝 ——收敛固涩

"酸"能帮助消化，帮助改善腹泻问题，具有收敛固涩的作用。酸味在烹饪过程中能起到提味增鲜、去腥解腻以及消毒的作用。酸能补肝，适当吃一些酸味食物可以促进食欲，开胃健脾，增强肝脏功能，还可促进血液循环，调节新陈代谢等。肝虚血枯的人平时可以多吃一些酸味的食物。

但过多的酸味食物会引起肝气偏胜，克脾胃，导致脾胃功能失调。脾主肌肉，其华在唇，因而酸味的东西吃得过多，嘴唇也会失去光泽。建议饭后容易消化不良，且有大便稀、说话声音低微等脾虚症状的人，少吃酸食，感冒者勿食。

酸味食材主要有乌梅、山楂、西红柿、橄榄、枇杷、五味子、五倍子、石榴皮等。

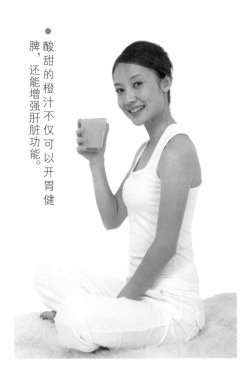

● 酸甜的橙汁不仅可以开胃健脾，还能增强肝脏功能。

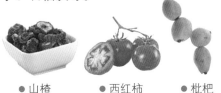

● 山楂　　● 西红柿　　● 枇杷

19

甘入脾 ——补虚扶正

中医认为，甜味可以补脾，有补益气血、补虚扶正、健脾的作用。在烹饪过程中，甜味可以起到去腥、去苦的作用。甜味的食材和药材都具有补益和中的作用，同时还具有补充气血、缓解肌紧张等作用。很多养生药膳中都运用甘味药材来补益。比如平时常吃的山药，具有调节消化道运动分泌、促进消化吸收的作用。

但是过多的甜食却会引起脾气偏胜，克伐肾脏。由于肾主骨藏精，其华在发，因此甜味的东西如果吃得过多反而会使头发失去光泽、甚至出现掉发。尤其是平时常有腰膝酸软、耳鸣症状的人，最好少吃甜食。

甜味食材主要有丝瓜、茄子、萝卜、山药、莲藕、玉米等。

苦入心 ——泻火润燥

苦味能补心，很多苦性药物都对血压、血糖及凝血系统有调节作用，这主要是因为苦性药物富含黄柏碱，它能通过内分泌及自主神经来间接调整心脏功能及周边血管的通透性。苦味食物可燥湿利尿、泻火通便、清热解毒。另外苦味食物还具有提神醒脑、消除大脑疲劳的作用。

但是苦味食物或药材也不宜多吃，否则会克伐肺脏。肺主皮毛，如果苦味的东西吃多了，会出现皮肤枯槁，毛发脱落的现象。易咳嗽、咳痰的人，多为肺气虚的表现，要尽量控制苦味食品的摄入。

苦味食材主要有苦瓜、苦笋、百合、白果、猪肝、决明子、柴胡等。

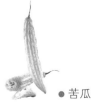
● 苦瓜

● 猪肝

辛入肺 ——发散行气

辛辣之物入肺，辛味的食物和药物具有行血气、通血脉、发散等作用。适用于气血阻滞或风寒湿邪等病症。食用辛辣的食物可刺激胃肠蠕动、增加消化液的分泌。辛辣食物中的辣椒素具有加快新陈代谢、刺激体内生热系统的作用，所以能起到减肥的作用，同时能降低血管硬化的发生和发展速度，有助于预防心血管疾病。

过食辣的东西会引起肺气偏胜，克伐肝脏。由于肝藏血，主筋，辣的东西吃多了，会导致筋的弹性降低，血到不了指甲，就会易脆、易裂。因此，常出现头晕目眩、面色无华、视物模糊等肝血虚症状者，应少吃点辣。

辣味食材主要有洋葱、辣椒、大蒜、葱、韭菜、姜、酒等。

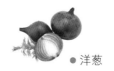

● 洋葱

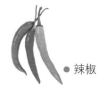

● 辣椒

咸入肾 ——软坚润下

咸味是五味之首，可以补肾，还有调节人体细胞与血液渗透压平衡的作用。咸味的食物和药物都具有通便补肾、补益阴血的作用。

但吃太多咸味食物则会克伐心脏，损伤心功能。心主血，咸味的东西吃多了，就会抑制血的生发，使血脉凝聚，脸色发黑。因此，常出现心悸、气短、胸痛等心气虚症状的人，要少吃咸味食物。如果发生腹泻或呕吐的患者，可以适当补充淡盐水，防止体内水、电解质失衡。患有心脏病、高血压、肾病的人不宜食用过多盐。

咸味食材主要有海带、紫菜、猪心、猪腰、蛤蜊、何首乌、鹿茸、龟甲等。

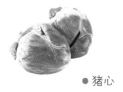

● 猪心

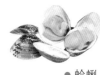

● 蛤蜊

五色调五脏

绿色护肝

中医认为，绿色的食物养肝。绿色食物是指外观呈绿色的食物，大部分蔬菜和部分水果都属于这个范围。绿色食物为人体提供了维生素、矿物质、膳食纤维等，且大多是碱性食物，对人体非常有利，因此，绿色食物是一日三餐所必需的食品。

肝在五行中属木。中医认为，肝是将军之官，在人体中默默地承受着解毒的繁重工作，支配着全身肌肉和关节，眼睛与肝也有着密切的关系。中医理论常用绿色食物来解除久行者之伤筋、劳肝之苦。这些食物能作用于肝、胆，调节肝脏功能，并影响筋络的收缩，使身体伸展自如，对清热泻火、平熄肝火也有一定的帮助。

入肝的绿色食物有菠菜、茼蒿、芹菜、油菜、韭菜、绿豆、青苹果、青葡萄等。

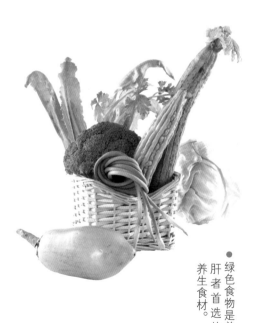

● 绿色食物是养肝者首选的养生食材。

五脏养生经

这里说绿色食物可以养肝，但也不是说就只能吃素不能吃肉，只是吃肉要讲科学，不可过量。专家建议，肉食要少吃，同时要分散着吃。也就是说，一次不能吃太多，在吃肉的同时，还要搭配着吃素菜，特别是富含膳食纤维的蔬菜，以达到加快代谢的作用。

黑色固肾

黑色食物指的是含有天然黑色素的食物。通常其色泽均呈乌黑或深紫色、深褐色，有些食物的外皮也呈乌黑色。中国人有句俗话叫"遇黑三分补"，只要遇到了"黑"字，滋补的成分便增加了许多。因为五色中的黑色食物对应肾脏，所以黑色的食物大多是补肾佳品，由肾及膀胱代谢，有软化硬物及促进排泄的功能。

中医常用黑色食物来解除久立者之伤骨、劳肾之苦。这些食物能作用于肾及膀胱，能软化硬物并加速排泄，用这些食物烹调出的食品对肾尤为有利。这些补肾佳品同时还能利尿、强筋骨及具有改善腰膝酸软等功效。

入肾的黑色食物有黑芝麻、黑米、黑豆、紫菜、黑木耳、乌鸡等。

白色润肺

所有外观呈白色的食物都可称为白色食物。白色食物是能量的源泉，供给我们工作或运动所需的热能，保持体温，维持生命，促进生长发育及促进营养素的吸收与利用等。

白色食物对应肺脏。肺在五行中属金，金属都有声音，而人的语言声音是由肺气鼓动而成，同时肺也是娇贵的脏器，支配呼吸，也支配皮肤的代谢，怕火气熏蒸，所以用五行中的金来对应五脏中的肺。中医常用白色食物来解除久卧者之伤气、劳肺。食用白色食品能作用于肺。由于肺支配着呼吸及皮肤的排泄，吃白色食物有助于血液循环，毛孔发散，促进排汗，还能润肺止咳，起到清肺健肤的作用。

入肺的白色食物有银耳、杏仁、莲子、牛奶、白豆腐等。

黄色健脾

黄色食物的外表一般呈黄色。黄色食物中维生素A、维生素D的含量均比较丰富。维生素A能保护肠道、呼吸道黏膜等，可预防胃炎、胃溃疡等疾病。维生素D有促进钙、磷吸收的作用，可壮骨强筋。黄色食物对应脾脏。脾在五行中属土，没有脾胃的消化和吸收，人也就因得不到营养而不能生存。

黄色食物还能促使人形成开朗的性格，同时让人精神集中。

中医认为，黄色食物可用来解除久坐而带来的伤肉、劳脾之苦。如食用黄豆及黄色蔬菜烹制的食物，能作用于脾、胃和肌肉，使人放松，精神愉快。

入脾的黄色食物有蛋黄、黄豆、柑橘、香蕉、柠檬、黄玉米、枇杷等。

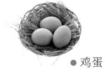

● 鸡蛋

● 香蕉

红色养心

红色食物是指颜色为红色、橙红色的食物。研究表明，红色食物一般具有极强的抗氧化性，富含番茄红素、单宁酸等，可以增强细胞活力，对抗自由基，因而具有消炎作用。红色食物中含有的类黄酮与β-胡萝卜素可清除体内过剩的自由基，增强心脑血管抗氧化、抗病变的能力。

中医认为，红色食物可用来缓

解久视者之伤血、劳心。红色食物能作用于心，可以排除燥热，有助于减轻疲劳，祛除心火上犯导致的症状，以及能起到振奋精神和滋阴养血的作用。

入心的食物有大枣、红辣椒、牛羊肉、猪肉、枸杞子、西瓜、草莓、红豆等。

● 大枣

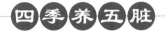
春养肝

春季气候由寒转暖，阳气升发、万物始生，五脏以肝气主时，适宜升补。中医认为，冬天的时候肝气已经在慢慢上升，而到了春季，已经是肝气生发的鼎盛时期，所以，春季是养肝的最佳季节。

少酸多甘来养肝

酸味食物可以帮助肝气生发，而春季本来就是肝气生发的旺盛时期，人体肝气容易亢奋，如果在这个时期摄入过量酸味食物，比如乌梅、山楂等，很容易导致肝气过旺，根据中医五行相生相克的说法，肝气太过则会伤及脾。因此，春季不宜吃太多酸味食物。甘味的食物有补脾的功效，脾脏强健了反过来可以克制肝气。因此，春季宜吃一些甘味食物。

善于调控情绪

前面我们提到过，人的情志与脏腑的健康是密切相关的，而肝对应七情中的怒，怒则伤肝。所以，保持乐观和豁达的心态对于肝脏的健康是必不可少的。

在生活中，我们要学会驾驭好自己的情绪，遇到不愉快的事要以坦然的心态去面对，尝试去解决问题，而不要一味地只是生气。实在解决不了，也要找到恰当的方法把情绪宣泄出来，防止肝气郁结。

适量进行健走运动

整个冬天，由于外界的气温偏低，人体都属于"藏"的状态，活动量较小。到了春天，天气渐渐回暖，正是舒展筋骨的好时机。而运动也是调养肝脏、提高身体免疫力的绝佳方法。但需注意，此时的活动需要循序渐进，不能一开始就进行特别剧烈的活动，否则机体消耗的能量无法得到补充，会导致身体不适或因出汗过多后受冷风侵袭，而导致感冒。

早晨梳头活血

《养生论》中推荐："春三月，每朝梳头一二百下。"因为春天阳气开始生发，人体的阳气也开始向上向外生发，梳头有行气活血的作用，能够通达肝气。

夏养心

夏季，骄阳似火，热气蒸人。古代著名养生家嵇康说："夏季炎热，更宜调息静心，常如冰雪在心。"这句话点出了夏季养生、养心的观念和方法，遵从"心静自然凉"的养生理念。

夏季为什么总是心神不安

◎高温导致精神不集中。夏季昼长夜短，日照时间长，且温度较高，热量不易散发出去。在夏季高温中，人们通常表现为心神不安。这是由于在夏季高温环境下，不仅人的神经反射潜伏期延长，而且运动神经的兴奋性也随之降低，导致人的精神不集中，反应迟钝，从而表现为心情烦躁、容易瞌睡、不爱运动、体乏无力、工作效率降低等。中医认为，心在五行中对应火，在四季中对应夏，夏季火盛，会累及于心，因此，就有了"火旺则令人烦"的说法。

◎高温会增加心脏负担。高温环境下，人的心率加快，心排血量也随之增加，从而导致心脏负荷增加，往往导致心脏功能比较弱的人和心血管疾病患者出现不适症状，如心力衰竭等。

夏季宜吃西瓜

西瓜性味甘寒，入心、胃、膀胱经，对于一切热症都有一定的疗效，更能消除心包的热症。西瓜除了具有消暑解烦的功效外，还能"宽中下气、利小水"，当机体出现发热、烦躁、口渴、多汗等热症时，食用西瓜可以缓解以上症状。

炎夏宜适量出汗

当人大汗淋漓时会损伤心神。然而，在夏季高温环境下，人体如果不排汗也是不正常的。如果人的汗液没有及时排出，就会导致热平衡出现异常，从而出现中暑现象，尤其是体质较弱的老年人及儿童，很容易出现心律失常、焦躁不安、神志昏迷等症状，严重时可能会出现休克甚至死亡。所以，夏季不要一直躲在房间里吹电扇或开空调机，应隔段时间去户外走走，让身体出出汗，以起到调节机体的作用。

秋养肺

中医认为肺与秋气相应，肺为"娇脏"，性喜润而恶燥，而燥为秋之主气，燥邪伤肺，最易伤阴液，轻者痰黏难咳，重者肺络受伤而出血。故秋季养生重点在肺，而养肺的重点是预防"燥邪"对身体的侵害。

养肺一定要早睡早起

《素问·四气调神大论》中说："秋三月，此谓容平。天气以急，地气以明。早卧早起，与鸡俱兴，使志安宁，以缓秋刑，收敛神气，使秋气平，无外其志，使肺气清，此秋气之应，养收之道也。逆之则伤肺，冬为飧泄，奉藏者少。"这是在强调，秋季是一个丰硕、从容的季节，此时天高风急、地气清明，应早睡早起、宁神安志，以收敛神气、清肃肺气，缓解秋燥给身体带来的不利影响。

登山是理想的秋季健肺运动

秋季凉爽的天气正适合锻炼身体。而登山就是秋季最适宜的一项户外健身运动。远离生活区的林区或山地，空气质量远远高于城市生活区，污染少、负氧离子含量高，加之登山时心跳会加快，血液循环加速，这样不仅使肌肉得到了锻炼，肺部等内脏器官也一样得到了很好的锻炼。

● 登山是秋季最适宜的户外健身运动之一。

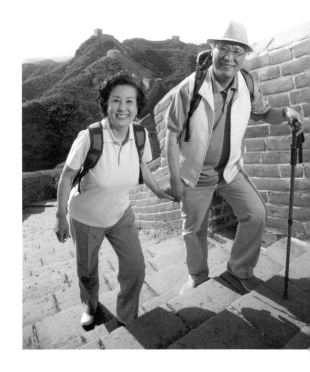

冬养肾

冬季天气寒冷，中医认为，寒为阴邪，易伤阳气。由于人之阳气根源于肾，所以寒邪最易中伤肾阳。由此可知，数九严冬，若欲御寒，首当养肾。冬季合理地补肾养肾，会起到事半功倍的效果。

冬季既要补肾阳，又要养肾阴

冬季养生的重点是调摄肾之阴阳。冬季气候由凉转寒，人体以肾气转旺相应。寒邪最易伤阳，若肾阳气虚则易引发肾病，所以，冬天应保护肾阳。另外，肾在五行中属水，肾虚便会水亏，缺乏阳液的滋润，便会出现上火症状，因此，冬季也应注意滋养肾阴。

多做运动增强肾气

冬季多做运动，不仅能增加热量，还能促进代谢，让肾精的生、藏、泄更旺盛，这样就增强了我们的肾脏功能。冬季做运动，最好选一些舒缓而不剧烈的，因为消耗体力大的运动往往产生的热量过多，如果出汗过多，一旦停止运动容易受凉，所以，运动还是以身体能够发热但又不会大汗淋漓为宜，微微出汗就可以了。

注意足部保暖

足部离心脏最远，血液供应慢，所以要特别注意保暖，鞋袜都要选择舒适而且暖和的。每晚睡前最好用热水泡泡脚。如果有时间再做个足部的按摩，这样可更好地促进足部血液循环，进而增强肾气。

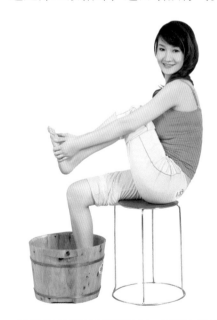

● 足部按摩有助于增强肾气，而且泡脚的时候也可以使用补肾的足浴方。

第三章
养肝食疗经

生菜

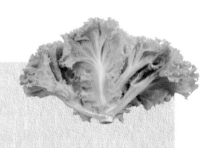

保肝原理 生菜的叶子中含有丰富的莴苣素，它具有镇痛催眠、降低胆固醇的功效，能帮助排出体内的毒素，起到保肝、护肝的作用。

性味归经	性平，味甘，归肺、胃、肝经
传统功效	清胃热、镇痛催眠

现代研究

◎降血压：生菜的叶子中含有的莴苣素具有降低血压的功效，还对神经衰弱有一定的缓解作用，非常适合高血压患者食用。

◎利尿：生菜中所含有的甘露醇可以促进血液循环，利尿。

◎减肥消脂：生菜中含有丰富的膳食纤维、维生素C，可以消除体内多余的脂肪，所以常吃生菜可以消脂减肥。

黄金搭配

◎生菜+蒜=清热解毒、提高人体免疫力

◎生菜+豆腐=增强排毒养颜的功效

◎生菜+兔肉=利五脏、通经脉、开胸膈、利气

◎生菜+菌菇=对热咳痰多、胸闷吐泻有一定的食疗作用

人群宜忌

◎ 肥胖者宜食。

◎ 失眠患者宜食。

✕ 尿频、胃寒者不宜多食。

蒜蓉蚝油生菜

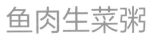 生菜500克，大蒜4克。

调料 蚝油1大匙，白糖适量。

做法 ❶ 大蒜去皮，剁成蒜蓉；生菜洗净，入加有油的沸水锅中氽烫至生菜变翠绿，捞出沥干水分，装盘备用。

❷ 油锅烧热，爆香蒜蓉，倒入蚝油、白糖翻炒均匀，淋到生菜上，吃时拌匀即可。

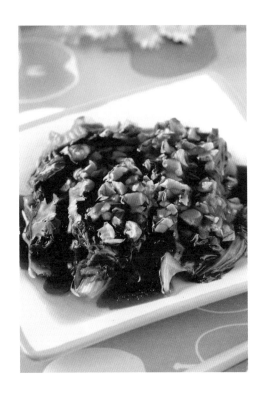

厨房妙招 生菜氽烫的时间不宜太久，放入沸水5～6秒即可捞出，这样口感更佳。

鱼肉生菜粥

材料 净生菜20克，鱼肉10克，大米50克。

调料 盐、味精各少许。

做法 ❶ 鱼肉洗净，切粒；生菜切丝；大米洗净。

❷ 锅内加清水烧开，加入大米煲成粥。

❸ 往粥中调入盐、味精，加入鱼肉煲至鱼肉熟，再加入生菜丝即可。

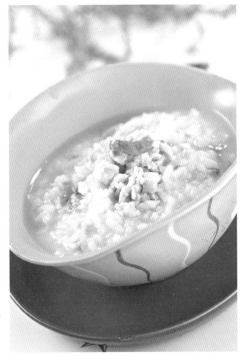

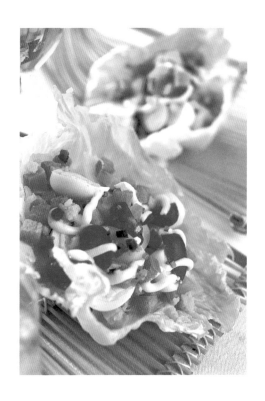

腊肉生菜沙拉

材料 生菜200克，鹌鹑蛋6个，腊肉50克，面包、香菜末各少许。

调料 奶酪1片，蛋黄酱2大匙，蒜蓉1大匙，盐适量。

做法 ❶ 生菜洗净，沥干水分；腊肉、面包分别切丁，先将腊肉放在锅里煸炒，去掉油分，再将面包炸脆；鹌鹑蛋煮熟，去壳切成两半。

❷ 将所有调料混合均匀制成沙拉汁。

❸ 将处理好的材料混合均匀，放在生菜叶上，包着吃即可。

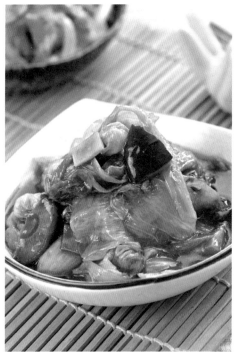

香菇炒生菜

材料 香菇50克，生菜100克，姜片、葱末各适量。

调料 蚝油、鸡精、盐各适量。

做法 ❶ 将香菇泡发后洗净，切小块；将生菜择洗干净。

❷ 油锅烧热，入姜片和葱末爆香，再下入香菇块翻炒约2分钟，调入盐炒匀。

❸ 转大火，倒入生菜、蚝油、鸡精稍炒一下，即可装盘。

菠 菜

保肝原理 菠菜富含叶绿素及多种有效成分，有调节肝胆功能等功效，而且可促进机体新陈代谢，促进肝脏以及机体毒素的及时排除，对肝病患者有益。

性味归经	性凉，味甘，归肠、胃经
传统功效	养血、止血、敛阴、润燥

现代研究

◎预防缺铁性贫血：菠菜中富含人体造血原料——铁，常食可预防缺铁性贫血，令人面色红润。

◎通肠利便，防治痔疮：菠菜中含有大量植物粗纤维，具有促进肠道蠕动的作用，利于排便，且能促进胰腺分泌，帮助消化，对于痔疮、慢性胰腺炎、便秘、肛裂等病症有较好的辅助治疗作用。

◎维护视力，促进生长发育：菠菜中所含的胡萝卜素在人体内能转变成维生素A，能维护正常视力和上皮细胞的健康，增强免疫力，促进儿童生长发育。

黄金搭配

◎菠菜+猪肝=预防和改善缺铁性贫血

◎菠菜+花生=提高抵抗力、美白皮肤

◎菠菜+鸡蛋=预防贫血及营养不良

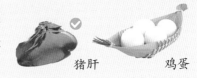

猪肝　　　鸡蛋

人群宜忌

✓ 电脑族、手机族、长期接触电磁辐射者宜食。

✓ 高血压、糖尿病患者宜食。

✗ 胃肠虚寒、腹泻者忌食。

✗ 泌尿系结石、肾炎患者及肾功能不全者忌食。

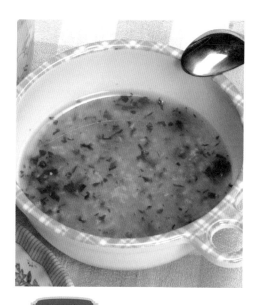

菠菜肉末粥

材料 猪瘦肉100克，菠菜50克，熟米饭100克。

调料 高汤适量。

做法 ❶ 猪瘦肉洗净，切碎，备用。

❷ 菠菜洗净焯水，切成末，备用。

❸ 先将米饭用高汤煮成粥，再放入瘦肉末同煮。

❹ 最后放入菠菜末，煮熟即可。

厨房妙招 熬制本粥的时候用熟米饭，既可以节省时间，又可以更软烂入味。

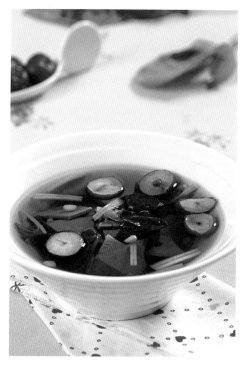

猪肝菠菜汤

材料 猪肝300克，菠菜100克，大枣片、柏子仁各5克，姜、葱各适量。

调料 盐、料酒各半小匙，香油少许，酱油1大匙，淀粉1小匙。

做法 ❶ 猪肝切薄片，用料酒、酱油、淀粉拌匀。

❷ 菠菜洗净，氽烫后切成约4厘米的小段；葱切细段。

❸ 锅中热油1大匙，放入葱段、姜片爆香后，加入猪肝片用大火炒至猪肝片变白，再倒入5杯开水，并加入菠菜段、大枣片、柏子仁，以大火煮沸，加盐调味，起锅前淋上料酒及香油即可。

菠菜炒鸡蛋

材料 新鲜菠菜500克，鸡蛋3个。

调料 盐、花生油各适量。

做法 ❶ 首先择去菠菜的烂叶，洗净后放入沸水中汆烫一下，捞出切成长5厘米左右的菠菜段；接着把鸡蛋打入碗中，沿同一方向打匀，备用。

❷ 锅内放油烧热，当油烧至七成热时，放入打匀的鸡蛋液炒熟后盛出。

❸ 往锅内加入适量的花生油，当油温烧至六成热时，倒入切好的菠菜段，翻炒片刻后放入炒熟的鸡蛋加盐翻炒。当炒至菠菜段熟透后，即可熄火出锅，盛盘食用。

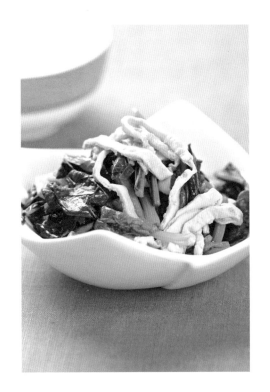

羊肝炒菠菜

材料 菠菜300克，羊肝150克，鸡蛋1个，葱花、姜丝、红椒丝各适量。

调料 盐、味精、酱油、干淀粉、料酒各适量，白糖少许。

做法 ❶ 鸡蛋取蛋清；将羊肝洗净，切成薄片，加入少许盐、蛋清、干淀粉、料酒腌渍5分钟；菠菜择洗干净，放入沸水中汆烫一下，捞出冲凉，沥干水分，切段备用。

❷ 油锅烧至四成热时，放入羊肝片滑至八分熟，盛出；加少许底油烧热，先下入葱花、姜丝炒香，再放入菠菜段、羊肝片，调入料酒，加入酱油、白糖、盐、味精，快速翻炒均匀，撒红椒丝即可。

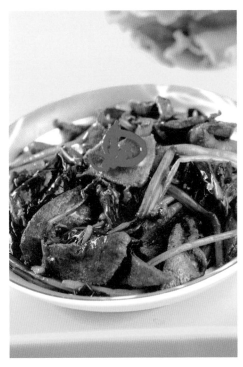

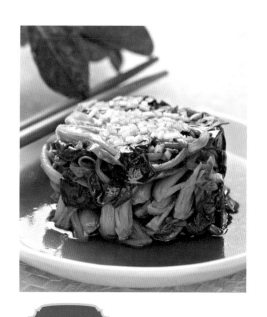

蒜泥菠菜

材料 菠菜300克，大蒜10克。

调料 醋、香油、盐各适量，味精少许。

做法 ❶ 菠菜去老根，洗净，入沸水汆熟，捞出过凉，切段，放盘中用盐拌匀，备用。

❷ 大蒜去皮捣碎，加盐、白糖、味精调成蒜泥。

❸ 将蒜泥浇在菠菜段上，淋上醋、香油即可。

厨房妙招 大蒜适宜捣碎并暴露在空气中15～20分钟后再吃，目的是让大蒜充分氧化，在有氧环境中使氧气与大蒜酶起反应，产生有益的大蒜素。

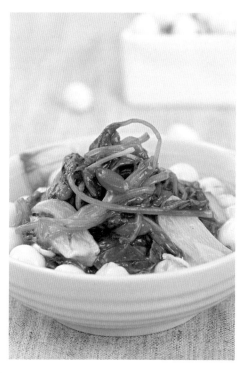

莲子菠菜

材料 菠菜400克，新鲜莲子100克，枸杞子10克，大蒜适量。

调料 盐、水淀粉各适量。

做法 ❶ 将大蒜去皮，拍扁；新鲜莲子洗净，汆烫；枸杞子泡软，洗净；菠菜洗净切段，放入滚水中汆烫一下，捞出沥干，摆入盘中备用。

❷ 油锅烧热，爆香大蒜，然后放入莲子、枸杞子及2大匙水，以中火烧2分钟，再加入盐、水淀粉调味勾芡，浇在菠菜段上即可。

黄 瓜

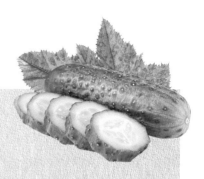

保肝原理 黄瓜中含有的丙氨酸、精氨酸等氨基酸可以起到改善肝功能的作用，尤其是对肝脏患者的康复很有益处。

性味归经	性凉，味甘，归肺、胃、大肠经
传统功效	除热、利水、清热解毒

现代研究

◎抗衰老，美容润肤：黄瓜中含有丰富的维生素E，可起到延年益寿、抗衰老的作用；黄瓜中的黄瓜酶有很强的生物活性，能有效地促进机体的新陈代谢。用黄瓜捣汁涂擦皮肤，有润肤、舒展皱纹的功效。

◎防治乙醇中毒：黄瓜中所含的丙氨酸、精氨酸和谷胺酰胺对肝脏患者、特别是对酒精性肝硬化患者有一定辅助治疗作用，可防治中毒。

黄金搭配

◎黄瓜+黄花菜=补虚养血、利湿、改善不良情绪
◎黄瓜+大蒜=降低胆固醇、美容
◎黄瓜+鱿鱼=能为机体提供全面均衡的营养

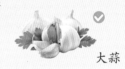

大蒜

食用指南

◎不宜多食黄瓜腌制品。
◎黄瓜尾部含有苦味素，而苦味素有抗癌作用，故食用黄瓜时不宜将其尾部全部扔掉。

人群宜忌

✅ 糖尿病、高血压、高脂血症、肥胖症患者宜食。
❌ 脾胃虚弱、腹痛腹泻者忌食。
❌ 肺寒咳嗽者忌食。
❌ 痛经者在经期忌食。

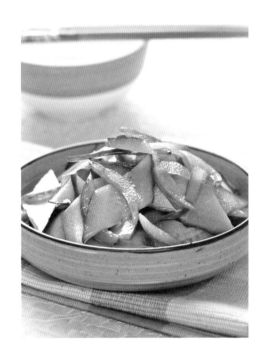

洋葱炒黄瓜

材料 黄瓜350克，紫皮洋葱100克。

调料 生抽、盐各适量。

做法 ❶ 黄瓜洗干净，先切成斜段，再切成3毫米厚的菱形片。

❷ 紫皮洋葱剥去老皮，切成丝，备用。

❸ 油锅置火上，待油热时，倒入洋葱丝翻炒，炒至葱丝变软，出香。

❹ 然后放入黄瓜片，翻炒均匀后加盐、生抽调味，略加翻炒即可。

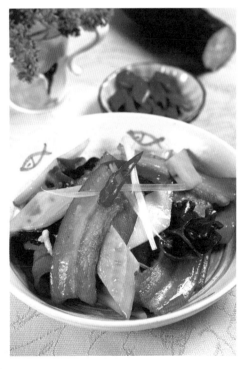

黄瓜炒猪肉片

材料 黄瓜250克，五花肉150克，水发黑木耳15克，葱、姜、蒜各适量。

调料 干辣椒、鸡汤、辣椒酱、盐、酱油、水淀粉各适量。

做法 ❶ 猪肉洗净，去筋膜，切薄片，加盐、酱油、水淀粉抓拌均匀；黄瓜去皮，去籽，切薄片；水发黑木耳择洗干净，撕小片；葱切丝；姜、大蒜均切成片；干辣椒去蒂，切丝。

❷ 将鸡汤、盐、酱油、水淀粉混合勾兑成芡汁。

❸ 油锅烧热，然后下入猪肉片划散，加干辣椒丝、姜片、蒜片、葱丝、辣椒酱、黑木耳片及黄瓜片，拌炒片刻，倒入芡汁，待汁稠即可装盘。

酸甜瓜皮卷

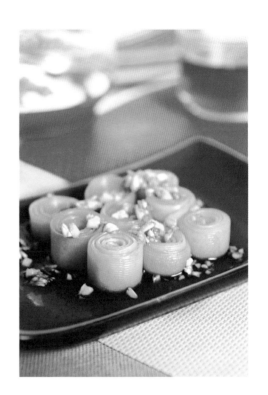

材料 黄瓜250克，蒜末适量。

调料 盐、白糖、醋、香油各适量。

做法 ① 将黄瓜清洗干净，切成约3厘米长的段，去掉中间的瓤和籽，将皮卷成卷。

② 将黄瓜卷放入盆内，先加入盐、白糖、醋拌匀，腌渍30分钟后装盘，再加入香油拌匀即可。

厨房妙招 如果比较喜欢吃咸香味的话，可将白糖、醋换成芝麻酱和盐，将芝麻酱用清水调匀，再调入适量的盐，浇在黄瓜卷上，味道也相当不错。

黄瓜莴笋拌虾米

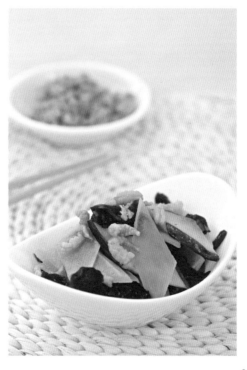

材料 黄瓜200克，莴笋、水发黑木耳各100克，水发虾米50克。

调料 香油、盐、味精各适量。

做法 ① 将黄瓜洗净，切片；莴笋去皮，洗净，切成片；水发黑木耳洗净，撕小朵。

② 莴笋片、黑木耳分别用开水汆烫一下，放入凉开水中过凉，捞出沥干。

③ 将黄瓜片、莴笋片、黑木耳一同放入碗中，加盐稍腌，再放入虾米、味精，淋入香油拌匀即可。

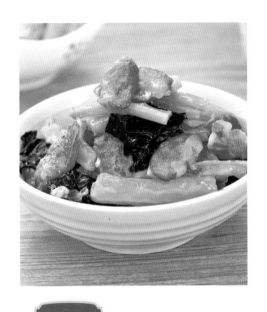

香肠炒小黄瓜

材料 小香肠100克，小黄瓜100克，黑木耳、蒜末各适量。

调料 鸡精、香油各1小匙，盐、黑胡椒粉各少许。

做法 ① 黑木耳泡发，洗净；香肠、小黄瓜分别洗净，切片备用。

② 油锅烧热，煸香蒜末，下小黄瓜片、香肠片、黑木耳炒匀，调入鸡精、盐、黑胡椒粉，加适量水，盖上锅盖焖至汤汁略收且小黄瓜片熟软，滴上香油即可。

厨房妙招 喜食酸味的朋友，还可以适当加点醋，味道不仅芳香，还能中和火腿的特殊气味。

怪味黄瓜

材料 黄瓜200克，姜丝适量。

调料 花椒、干辣椒段、盐、白糖、陈醋、味精各适量。

做法 ① 黄瓜洗净，切成条，备用。

② 锅置火上，加油烧热，爆香姜丝、花椒、干辣椒段，下黄瓜条翻炒，倒入陈醋，转中小火，加白糖翻炒，待黄瓜条边缘缩卷时，加盐、味精调味即可。

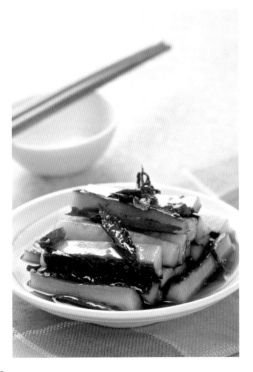

厨房妙招 炒菜时，锅中热油后放入花椒粒，待变色后捞出，再放入材料快炒，可使菜香扑鼻。

芹菜

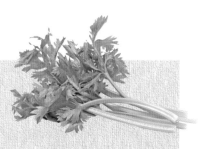

保肝原理 芹菜有特殊的香味，有平肝清热的作用。在《本草推陈》中有记载：芹菜"主肝阳头晕，面红目赤，头重脚轻，步行飘摇等症"。

| 性味归经 | 性凉，味甘，归肺、胃、肝经 |
| 传统功效 | 祛风利湿、解毒宣肺、凉血止血 |

现代研究

◎降血压：芹菜含降压成分，可使血管扩张；能对抗烟碱、山梗茶碱引起的升压反应，从而降低血压。对于原发性、妊娠期及更年期高血压均有很好的辅助治疗功效。

◎安神，消除烦躁：从芹菜籽中分离出的一种碱性成分，有利于安定情绪，消除烦躁。

◎利尿消肿：芹菜含有利尿成分，可消除体内水钠潴留，利尿消肿。以芹菜水煎饮服，可缓解乳糜尿。

黄金搭配

◎芹菜+西红柿=健胃消食、降血压
◎芹菜+牛肉=健脾利尿、控制体重
◎芹菜+虾=促进新陈代谢、改善机体微循环

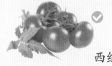

西红柿

食用指南

芹菜不宜烹调过久再食用。因为芹菜烹调过久，易造成芹菜中的维生素C流失，不仅会影响口感，还会降低营养价值。

人群宜忌

✅ 头晕、高血压者宜食。
❌ 脾胃虚寒、大便溏薄者忌食。
❌ 血压偏低者忌食。
❌ 备孕男性及不孕者忌食。

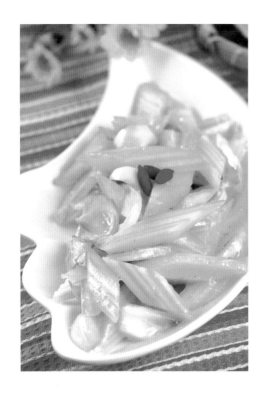

芹菜炒百合

材料 芹菜400克，鲜百合100克，枸杞子适量。

调料 盐、味精、香油、水淀粉各适量，白糖少许。

做法 ❶ 芹菜去筋、洗净，切段；百合去黑根，掰成小瓣备用。

❷ 适量清水，放少许盐烧沸，下入芹菜段、百合汆烫，捞出沥干备用。

❸ 油烧热，下芹菜、百合炒，调入盐、味精、白糖，淀粉勾芡，淋香油并加入味精，撒上枸杞子即可。

芹菜拌腐竹

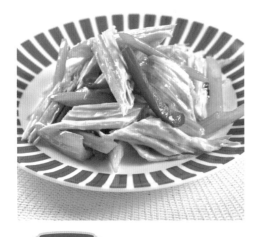

材料 芹菜200克，水发腐竹100克，红甜椒少许。

调料 香油少许，醋、盐各适量。

做法 ❶ 芹菜去叶洗净，入沸水中汆烫，捞出过凉，沥干，切斜段；水发腐竹用沸水汆烫后洗净，切斜段；红甜椒洗净切片，入沸水中汆烫熟。

❷ 将芹菜段、腐竹段、红甜椒片一起盛入盘中，将所有调料放碗中调好，浇入盘中，拌匀即可。

厨房妙招 泡发腐竹时，要注意用温水泡发，这样才能使腐竹软硬一致。如果用太热的水泡发，容易造成一部分软一部分硬，甚至出现外烂里硬的现象。

芹菜炒鸡片

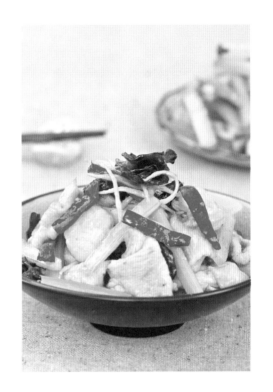

材料 鸡肉片250克，芹菜1根，红辣椒1个，鲜黑木耳、姜丝各10克。

调料 香油1小匙，盐、水淀粉各适量，胡椒粉少许。

做法 ① 芹菜择洗干净，切段；鲜黑木耳洗净，切丝；红辣椒洗净，切条。

② 鸡肉片加盐、水淀粉拌匀，油锅烧热后，放入鸡肉片炒致八成熟，倒出。

③ 另起油锅烧热，放入姜丝、芹菜段、红辣椒条炒片刻后加入鸡肉片、鲜黑木耳丝。

④ 调入盐、胡椒粉，用中火炒透，再用水淀粉勾芡，淋入香油即成。

芝麻拌芹菜

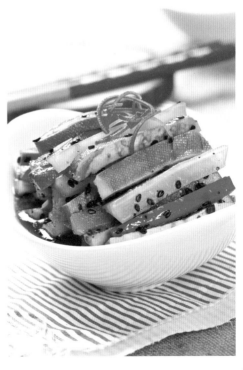

材料 芹菜500克，红辣椒50克，豆干、蒜末、熟白芝麻各适量。

调料 盐、味精、花椒油各适量。

做法 ① 红辣椒去蒂去籽，切圈；芹菜去皮，择洗干净；豆干切条。

② 芹菜首先入沸水中汆烫一下，切条后与豆干装盘。

③ 盘中加入蒜末、花椒油、味精、盐和熟白芝麻，拌匀即可食用。

厨房妙招 熬花椒油所用的油最好选用植物油，而不要用动物油，因为动物油冷却后会凝固且动物油脂肪含量较高。

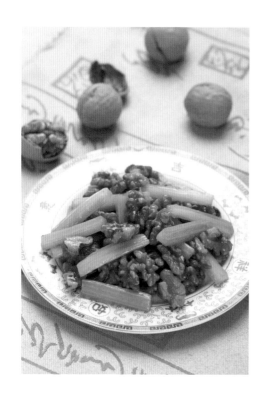

爽口芹菜

材料 芹菜300克，熟核桃适量。

调料 酱油、蚝油、盐、味精、醋、香油各适量。

做法 ① 芹菜去叶、根，洗净切成5厘米长的段，入沸水中略氽烫，捞出控干水分，放入盘中。

② 把酱油、蚝油、盐、味精、醋、香油放小碗中调匀，撒上熟核桃调成调味汁浇在芹菜段上即可。

> **厨房妙招** 所需调料的量，可以根据个人喜好来放，但是醋的量可少一些，醋多的话会影响整道菜的口感。

味噌拌芹菜

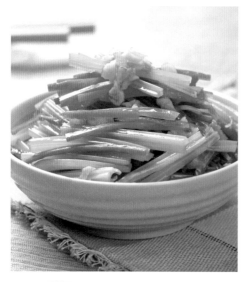

材料 芹菜（切段）50克，胡萝卜（切段）50克，蒜片适量。

调料 味噌、香油、辣椒油、鸡精、白糖、酱油各适量。

做法 ① 分别将芹菜段、胡萝卜段一起放入沸水中氽烫，捞出沥干水分，盛入盘中。

② 将所有调料以及蒜片拌匀成酱汁，淋在芹菜段、胡萝卜段上即可。

> **厨房妙招** 味噌不耐久煮，所以如果用味噌煮汤时最好最后再加入，略煮一下即可熄火，以免味噌的香气流失。

冬瓜

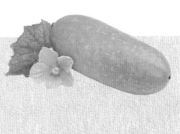

保肝原理 冬瓜对肝病患者有很重要的功效。对急性肝炎湿热内蕴型的患者可以起到清利湿热、消退黄疸的作用。对肝炎后期发展为肝硬化、肝腹水的患者具有一定的利尿消肿的作用。

| **性味归经** | 性寒，味甘，归肺、大肠、小肠、膀胱经 |
| **传统功效** | 利水消痰、清热解毒 |

现代研究

◎利尿消肿：冬瓜中富含鸟氨酸、天冬氨酸、谷氨酸和精氨酸，它们是人体解除游离氨毒害的不可缺少的氨基酸，是使冬瓜具有利尿消肿功效的基础。

◎减肥、消脂：冬瓜中所含的丙醇二酸能有效抑制糖类转化为脂肪，加之冬瓜本身不含脂肪，热量不高，对于预防发胖具有重要意义，有助于体形健美。

黄金搭配

◎冬瓜+鸡肉=清热消肿
◎冬瓜+海带=降血压、降血脂
◎冬瓜+蘑菇=清热祛火、除烦止渴、滋补美容　　鸡肉
◎冬瓜+火腿=增强机体免疫力

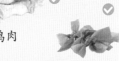

海带

食用指南

冬瓜性寒，不宜生食，以免刺激肠胃，引发腹泻。

人群宜忌

✓ 肥胖、夏季暑热烦闷者宜食。
✓ 慢性肾炎水肿、营养不良性水肿患者宜食。
✗ 畏寒的老年人忌食。
✗ 脾肾阳虚久病者忌食。

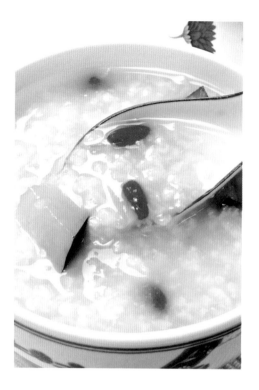

冬瓜枸杞粥

材料 冬瓜1块，枸杞子1大匙，糙米半杯。

调料 白糖适量。

做法 ① 冬瓜连皮洗净后切小块；将糙米淘洗干净，用清水浸泡1小时，备用。

② 锅内加入冬瓜块、糙米及水，用大火煮开后，改小火慢煮至粥黏稠、冬瓜皮酥软，最后加入枸杞子再煮5分钟即成。食时依个人口味加入白糖即可。

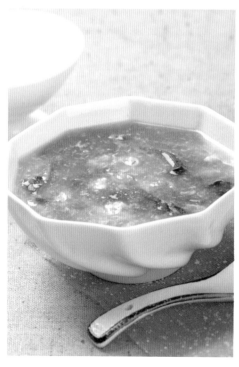

紫背冬瓜蓉汤

材料 新鲜冬瓜、鸡蛋各1个，紫背菜300克，素虾仁适量。

调料 料酒、盐、鸡精、香油、白胡椒粉、水淀粉各适量。

做法 ① 冬瓜去皮，洗净，挖掉瓤，切大块；紫背菜择洗干净，浸泡在水中3小时，捞出沥干，切大段；鸡蛋磕入碗中，打散，备用。

② 素虾仁洗净；蛋液加少许清水拌匀。

③ 冬瓜块放料理机打成冬瓜蓉，倒入锅内，添加适量清水，煮沸后，放入洗好的素虾仁，倒入少许水淀粉勾芡，然后放入紫背菜段，边倒入蛋液边搅拌，将蛋液完全淋入锅内，最后放入少许香油、料酒、白胡椒粉、盐、鸡精调味即可。

冬瓜萝卜片

材料 嫩冬瓜150克，胡萝卜10克，蒜末适量。

调料 盐1小匙，白糖适量。

做法 ① 将嫩冬瓜洗净，去皮；胡萝卜洗净，去皮，切薄片。

② 水开时，放入冬瓜片、胡萝卜片，余烫至熟，捞起用凉水冲透，摆入碟内。

③ 取一个小碗，碗内加入冷开水、蒜末、盐、白糖调匀，淋到冬瓜片、胡萝卜片上即可。

厨房妙招 冬瓜片余烫的时间不能太长，否则菜肴的品相大大降低，而且口感也会不佳。

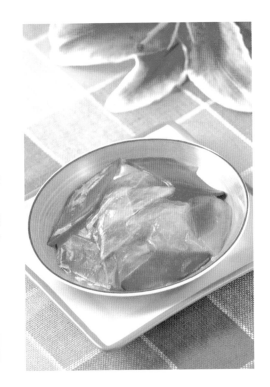

冬瓜香菇汤

材料 冬瓜500克，红豆30克，香菇、葱少许。

调料 盐、味精各适量。

做法 ① 冬瓜洗净切块；香菇切片；红豆洗净浸透；葱切花。

② 取瓦煲一个，加入清水煮开，放入冬瓜块、香菇片、红豆用慢火煲1小时。

③ 调入盐、味精，撒入葱花即成。

厨房妙招 红豆炖烂所需要的时间比较长，可以先用沸水冲泡红豆，泡大之后再煮比较容易熟。

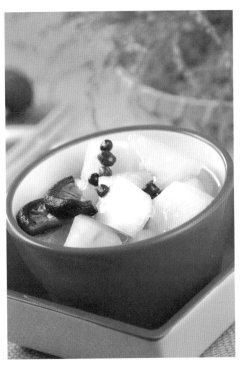

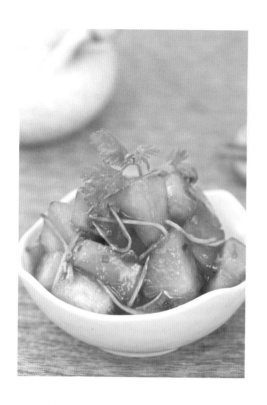

鲍汁冬瓜

材料 冬瓜块400克，姜丝、葱末各适量，香菜少许。

调料 料酒少许，盐1小匙，胡椒粉、素鲍鱼汁各适量。

做法 ❶ 油锅烧热，放入姜丝炒出香味后放入冬瓜块大火翻炒，然后加入少许料酒、适量开水调成中火，加盐烧至冬瓜熟。

❷ 最后调入素鲍鱼汁、胡椒粉炒匀，撒上葱末、香菜即可出锅。

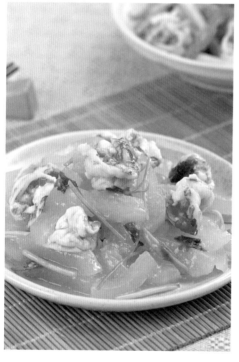

烩冬瓜鲜虾仁

材料 冬瓜350克，鲜海虾8只，葱花、蒜片、姜片、香菜各适量。

调料 高汤、蒸鱼豉油、盐、料酒、鲜酱油各适量。

做法 ❶ 海虾洗净，剥去虾皮，留尾部的一段虾壳，放入加有葱花、姜片、盐和料酒的沸水中汆熟，捞出备用；冬瓜洗净，切成长方条，备用。

❷ 油锅烧热，放入冬瓜块，用慢火煎炸，然后加入高汤，用小火炖煮10分钟。

❸ 倒入蒸鱼豉油和鲜酱油，大火煮至收汁后捞出装盘，摆上香菜和汆烫好的虾仁即可。

绿 豆

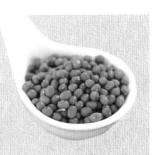

保肝原理 绿豆含有膳食纤维及大量的抗氧化成分，如类黄酮、单宁、皂苷等，有助于排出体内的毒素，起到保肝护肝的作用。

性味归经	性凉，味甘，归心、胃经
传统功效	消肿通气、清热解毒

现代研究

◎辅助治疗高血压、动脉粥样硬化等症：常食绿豆，对高血压、动脉粥样硬化、糖尿病、肾炎有较好的缓解作用。

◎缓解痤疮：绿豆还可以作为外用药，如果得了痤疮，可以把绿豆研成细末，煮成糊状，在就寝前洗净患部，涂抹在患处。

◎防暑：绿豆是夏令消暑饮食中的上品。盛夏酷暑，人们喝些绿豆粥，既甘凉，又防暑消热。小孩因天热起痱子，将绿豆和鲜荷叶一起服用，效果很好。若用绿豆、红豆、黑豆煎汤，还可缓解暑天小儿消化不良症状。

黄金搭配

◎绿豆+百合=解渴润燥

◎绿豆+南瓜=降低血糖

百合　　　南瓜

人群宜忌

- ✓ 热性体质及易患疮毒者宜食。
- ✓ 常接触有毒物质者宜食。
- ✗ 慢性胃肠炎、脾胃虚弱、腹泻者忌食。
- ✗ 慢性肝炎者忌食。
- ✗ 服用中药者忌食。

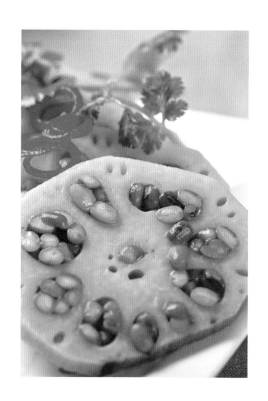

桂花绿豆蒸莲藕

材料 绿豆200克，莲藕1节（约200克），干桂花1/2大匙。

调料 白糖1大匙，水淀粉适量。

做法 ① 绿豆泡水约1小时，捞出沥干；莲藕洗净去皮，切除根部，备用。
② 将绿豆塞入莲藕洞内至满，蒸熟。
③ 白糖加水煮开，放入桂花煮约1分钟，用水淀粉勾芡。
④ 将做法②的莲藕取出切薄片，淋上做法③的芡汁，稍作装饰即可。

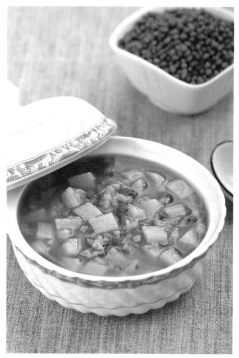

山药绿豆汤

材料 山药丁140克，绿豆100克。

调料 白糖2小匙。

做法 ① 绿豆用水浸泡至膨胀，沥干水分后放入锅中，加入清水，以大火煮沸，再转小火续煮40分钟，至绿豆完全软烂，加入白糖搅拌至溶化后熄火。
② 另外准备一锅水烧沸，放入山药丁煮熟后捞起，与绿豆汤混合即可。

薏米绿豆粥

材料 大米150克，绿豆110克，薏米100克。

调料 蜂蜜或冰糖适量。

做法 ① 将绿豆与薏米洗净放入碗中，加水，放冰箱浸泡一夜；大米淘洗干净，泡半小时。

② 捞出大米、绿豆与薏米，洗净，放入电饭锅里，加适量水煮半小时左右，至绿豆、薏米熟透。

③ 将煮好的绿豆薏米粥晾凉，放适量的蜂蜜或冰糖，放冰箱冷藏即可。

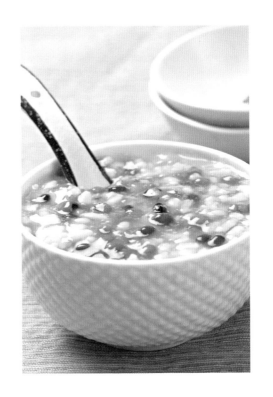

鸭肉绿豆汤

材料 鸭肉300克，绿豆100克，姜片10克，甘草适量。

调料 料酒10克，盐、陈皮各少许。

做法 ① 鸭肉洗净切块，放入锅中，注入适量清水，以大火烧开，略煮片刻以去除血水，捞出沥干；绿豆淘洗干净，用温水泡1小时。

② 锅置火上，放水烧开，放入鸭肉块、绿豆、甘草、陈皮、姜片、料酒，转小火煲约1小时至熟，加盐调味即可。

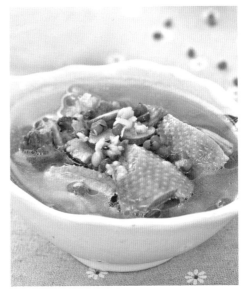

厨房妙招 绿豆中的多酚类物质容易氧化，在绿豆汤和绿豆粥的煮制过程中，应盖上锅盖。

莴笋

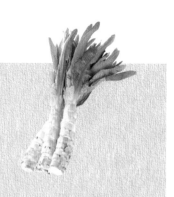

保肝原理 莴笋略带苦味，其乳状浆液可促进胃液、消化腺和胆汁的分泌，从而促进各消化器官的功能。它还含有丰富的钾元素，有利于人体内水电解质的平衡。

性味归经	性凉，味甘，归肠、胃经
传统功效	利五脏、通经脉、清热利尿

现代研究

◎调节血糖：莴笋所含的类胰岛素激活剂等成分有着很好的调节血糖的作用，尤其对于并发肾病的糖尿病患者有很好的改善功效。

◎消炎净肠：莴笋有"消炎粮食"之美称，又因其具有清理肠道沉积污物的作用，常被称为"净肠草"。

◎辅助治疗贫血：莴笋中含有的铁元素很容易被人体吸收，可以预防和辅助治疗缺铁性贫血。

◎促进食欲：莴笋茎叶中含有的莴笋素具有促进胃液分泌，改善消化系统的功能，可以通过刺激消化液的分泌，促进食欲。

◎预防和缓解便秘：莴笋含有大量膳食纤维，能促进肠壁蠕动，帮助大便排泄，可用于预防和缓解各种原因引起的便秘。

黄金搭配

◎莴笋+胡萝卜=强心健脾
◎莴笋+桃=预防慢性病

胡萝卜　　　　桃

人群宜忌

✓ 饮酒及醉酒者宜食。

✗ 脾胃虚弱、腹泻便溏者忌食。

香菇莴笋丁

材料 鲜香菇500克，莴笋1根，葱花适量，香菜段、红辣椒、熟白芝麻各少许。

调料 酱油、白糖、盐、鸡精各适量。

做法 ① 将鲜香菇放入淡盐水中浸泡10分钟左右，洗净后切小块；莴笋洗净切成小块；红辣椒洗净，切碎。

② 起锅热油，放入葱花爆香，再倒入香菇块和莴笋块翻炒2分钟左右，调入酱油、白糖、盐、鸡精炒约2分钟，放入红辣椒碎、熟白芝麻炒匀，撒香菜即可。

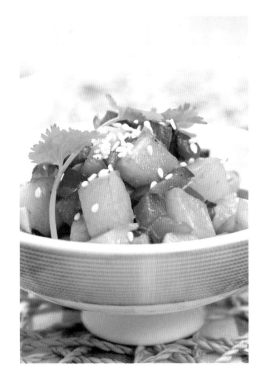

黑木耳莴笋拌鸡丝

材料 鸡胸肉200克，黑木耳50克，莴笋50克，青椒、红椒各少许。

调料 盐、味精、香油各适量。

做法 ① 鸡胸肉洗净，切丝，氽烫至熟；莴笋、黑木耳、青椒、红椒切丝，用开水稍氽烫一下。

② 将全部材料用盐、味精拌匀，淋少许香油，装盘即可。

厨房妙招 莴笋本来就稍微带一点苦味，所以烹调的时候不宜放太多的盐，以免使其变味，还容易破坏维生素。

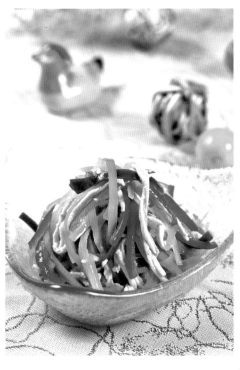

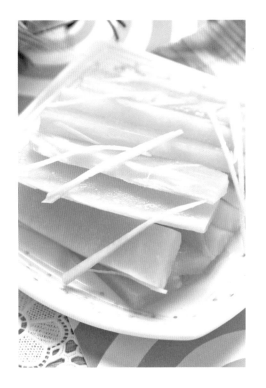

嫩生姜拌莴笋

材料 嫩生姜50克，莴笋500克。

调料 芥末油、盐、香油、白糖、白醋、味精各适量。

做法 ① 莴笋削去皮，切长片，加盐拌匀，腌渍2小时，取出洗净，入沸水锅中略汆烫，捞出控干水，用清水略加白糖、白醋、味精腌渍。

② 嫩生姜刮去皮，切长细丝，用清水浸泡后，加白醋腌渍半小时。

③ 在莴笋片中加入生姜丝、盐、芥末油、香油拌匀，装盘即可。

厨房妙招 莴笋加盐腌渍的时候，加入的盐量最好少一些。

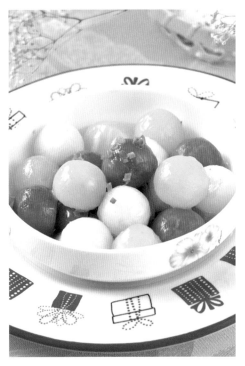

素烧三圆

材料 莴笋300克，胡萝卜、白萝卜各200克，姜片、葱花各适量。

调料 盐、鸡精各适量。

做法 ① 将莴笋、胡萝卜、白萝卜均去皮、根，洗净，分别削成圆球，各15枚，入沸水中汆烫透捞出。

② 油锅烧热，放入葱花、姜片煸香，加入清水、胡萝卜球、白萝卜球、莴笋球，用大火烧沸，加入盐，改用小火炖至全部材料入味，加入鸡精即可。

厨房妙招 可以购买将食材制成球状的工具，也可以用勺子直接将材料做成球状。

油菜

保肝原理 油菜中含有丰富的胆碱，可以与食物中的胆固醇以及甘油三酯结合，并促进其从粪便中排出，从而起到减少脂类吸收的作用，可以用来预防和缓解脂肪肝。

性味归经	性凉，味甘，归肝、脾、肺经
传统功效	活血化瘀、解毒消肿

现代研究

◎宽肠通便：油菜中含有大量的膳食纤维，能促进肠道蠕动，增加粪便的体积，缩短粪便在肠腔停留的时间，从而起到缓解和改善便秘、预防肠道肿瘤的作用。

◎降低血脂：油菜为低脂肪蔬菜，且含有膳食纤维，能与胆酸盐和食物中的胆固醇及三酰甘油结合，然后从粪便中排出，从而减少脂类的吸收，故可用来降血脂。

◎强身健体：油菜含有大量胡萝卜素和维生素C，有助于增强机体免疫力。

黄金搭配

◎油菜+香菇=预防癌症
◎油菜+虾仁=增加钙吸收、补肾壮阳
◎油菜+豆腐=止咳平喘，增强机体免疫力

香菇　　　　虾仁

食用指南

油菜宜用大火爆炒，这样既可保持鲜脆，又可使其营养成分不被破坏。

人群宜忌

- ✅ 口腔溃疡患者宜食。
- ✅ 甲状腺结节患者宜食。

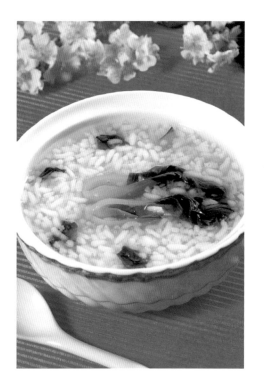

油菜粳米粥

材料 油菜、粳米各100克。

做法 ① 粳米洗净，放入锅中加适量水熬煮成粥。

② 油菜择洗干净，加入锅中，用小火再熬煮片刻，至油菜断生即可。

厨房妙招 烹调油菜时，注意不要把新鲜的油菜切好后久放，洗净切好后应立即烹调，这样既可保持鲜脆，又可使其营养成分不被破坏。

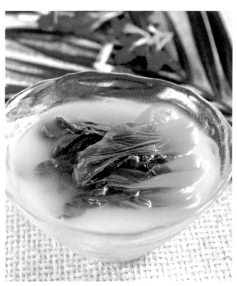

米汤煮油菜

材料 油菜300克。

调料 米汤、泡菜水、味精、辣椒粉各适量。

做法 ① 油菜洗净，对剖成两半；泡菜水、味精、辣椒粉放入碗内调匀成味汁，备用。

② 锅内放入米汤煮沸，加入油菜煮熟，连米汤一起舀入大碗中。

③ 食用时用油菜蘸味汁即可。

厨房妙招 这道汤可以很好地补充维生素C，特别适合女性及缺乏维生素C的人食用；儿童食用可不放辣椒粉。

油菜墨鱼汤

材料 油菜200克，红椒50克，墨鱼肉200克。

调料 盐、烧汁、料酒、高汤各适量。

做法 ❶ 油菜切去根部，再从中间切开；红椒去籽切条。

❷ 墨鱼切成条，入沸水中汆烫一下，捞出备用。

❸ 锅置火上，加入高汤，烧沸，下入所有材料、调料煮至材料入味即可。

厨房妙招 汆烫过墨鱼的水千万别倒掉，可以下面条的时候吃，味道会很鲜美。

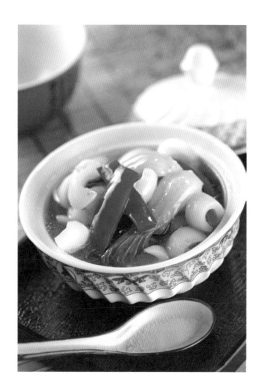

油面筋塞肉

材料 油面筋15个，油菜、猪肉末各300克，葱花、姜片各适量。

调料 盐、姜粉、白糖、黄酒、生抽、老抽、白胡椒粉、蚝油、香油各适量，大料少许。

做法 ❶ 油菜洗净控干；猪肉末中加入葱花、姜粉、黄酒、生抽、白糖、白胡椒粉、香油和盐搅拌均匀，备用。

❷ 油面筋上戳个洞，将调好的肉馅塞入油面筋。

❸ 锅置火上，加入适量油烧热，煸香大料、老姜，再下入塞好肉的油面筋，烹黄酒、老抽、热水、白糖，投入葱花焖煮20分钟。放油菜、盐和蚝油，大火收汤即可。

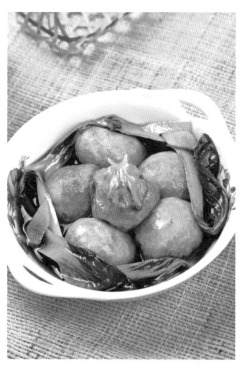

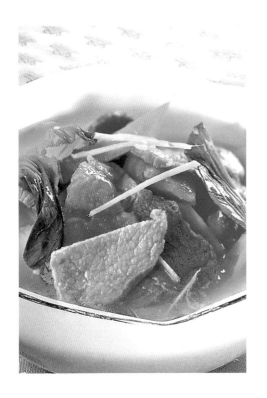

油菜羊肉汤

材料 木瓜1个，羊肉200克，油菜100克，生姜少许。

调料 盐、高汤各适量，料酒、胡椒粉各少许。

做法 ① 将木瓜去皮、籽，切片；羊肉切成薄片后，用料酒、胡椒粉腌好；生姜去皮切丝；油菜洗净。

② 锅内烧油，下入姜丝炝香锅，注入适量高汤，用中火烧开，放入木瓜片、羊肉片，煮至八成熟，再加入油菜，调入盐，用中火煮透入味即可。

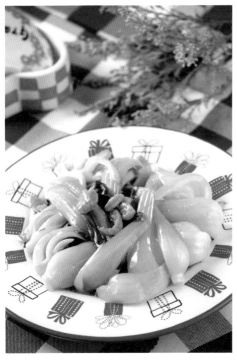

海米烧油菜

材料 新鲜油菜150克，海米20克，葱花适量。

调料 盐、料酒、鸡精、水淀粉、橄榄油各适量。

做法 ① 油菜去根，切段；海米用凉水洗净，加沸水浸泡至胀透，备用。

② 油锅烧热，加葱花、海米煸炒片刻，再倒入油菜段稍炒，加泡胀的海米、料酒、盐和少许水略煮，加鸡精，用水淀粉勾薄芡，淋橄榄油即可。

厨房妙招 海米如果用活着的小海虾来代替，口感会更佳，营养价值也会更高。

菊花

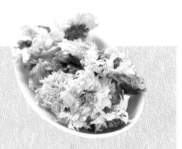

保肝原理 菊花中含有丰富的维生素A、维生素E等成分，其中维生素A的含量更是超出猪肉、牛肉等肉类的数倍，可起到清肝、补充精力的作用。

性味归经	性微寒，味辛、甘、苦，归肺、肝经
传统功效	养肝明目、解毒消肿

现代研究

◎ 用于风热感冒、咽喉肿痛、鼻炎、支气管炎等。

◎ 用于痈疖疔毒、丹毒、湿疹、皮肤瘙痒、口疮、口臭、牙痛等。

◎ 用于宫颈炎、前列腺炎等。

日常妙用

食用	可切成丝入馅，做成菊花酥饼和菊花饺子。
泡茶	桑叶、菊花各5克，苦竹叶、白茅根各30克，薄荷叶3克。将以上全部材料放入杯内，开水冲泡10分钟，最后调入白糖即可饮用。代茶频饮。
配伍宜忌	✅ 菊花与胡萝卜同食既可清热疏风，又能养肝明目，对人体有益。 ✅ 菊花与花生同食可增强人体功能，对心脑血管疾病患者有较好的辅助疗效。
人群宜忌	❌ 气虚胃寒、食少泄泻者慎服。 ❌ 菊花性寒，凡外感风寒、脾胃虚寒、食少便溏者均不宜服用。

枸杞子

保肝原理 《本草经疏》记载："枸杞子润而滋补，而专于补肾、润肺、生津、益气，为肝肾真阴不足、劳乏内热补益之要药。"枸杞子能够滋补肝肾、养血、增强人体免疫力。

性味归经 性平，味甘，归肝、肾、肺经

传统功效 滋补肝肾，益精明目

现代研究

◎用于治疗腰膝酸软、头晕目眩、目昏多泪等症。

◎用于治疗面色暗黄、须发早白、失眠多梦等症。

◎用于治疗虚劳咳嗽等症。

◎用于治疗糖尿病。

日常妙用

泡茶
枸杞子、女贞子各适量。研末，制成冲剂。每次6克，每日2次，4~6周为1个疗程。治疗血脂异常症。

泡酒
枸杞子30~60克，白酒500毫升。浸泡15日，每次5~10毫升，每日2次。适用于阳痿伴有眼花、腰膝酸软等。

配伍宜忌
◯ 枸杞子与菊花共用明目效果更好。

◯ 枸杞子若与草莓同食，可补气养血。

人群宜忌
✗ 脾胃虚弱、大便稀薄者不宜多食。

✗ 脾虚有湿及腹泻者忌食。

✗ 感冒、发热和消化不良者应暂时停用。

✗ 低血压患者忌单味药大量长期服用。

白芍

保肝原理 白芍总苷对肝脏组织嗜酸性变性、坏死有一定的对抗作用；对肝细胞具有保护作用，而且还对四氯化碳、黄曲霉毒素、D-半乳糖胺所致肝损伤有明显保护作用。

性味归经	性凉，味苦、酸，归肝、脾经
传统功效	养血柔肝、缓中止痛

现代研究

◎用于月经不调、崩漏等。

◎用于面色苍白、头晕耳鸣等。

◎用于头痛、胁肋疼痛、腹痛、四肢挛痛等。

日常妙用

泡茶

白芍30克，甘草20克。把两味药材研成细末，装入茶包中，用开水闷泡20分钟。代茶饮用。每日1剂。

配伍宜忌

✅ 白芍与木香相配有行气和血、缓急止痛的作用，可改善气血凝滞的腹痛下痢。

✅ 白芍与石决明配伍，有平肝镇静的作用。

✅ 白芍与甘草共用可敛阴养血，使津血足而筋脉得养，达到缓中止痛的效果。可用于气血不和的腹痛、筋脉挛痛等症。

人群宜忌

❌ 月经不调属虚寒者不宜单味药大量服用。

❌ 产妇不宜单味药大量服用。

❌ 气虚自汗、阳虚汗出者忌食。

❌ 白芍有中枢神经抑制作用，昏迷患者忌食。

❌ 婴幼儿、老年人不宜大量长期服用。

香附

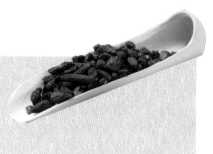

保肝原理 香附醋制后可增强肝细胞膜的通透性，促进肝脏各种重要的代谢、解毒作用以及养血等功效，因此是一味护肝良药。

性味归经	性平，味甘，归肝、三焦经
传统功效	理气解郁、调经止痛

现代研究

◎用于胸、胁、腹胀痛等。

◎用于乳房胀痛、月经不调、闭经。

◎用于疝气疼痛、痛引少腹等。

日常妙用

食用

炒香附100克，研末，用醋和丸，每次服6～9克，早、晚各1次，温水送服。可治疗月经不调。

泡茶

香附子（炒）100克，川芎50克，茶叶5克。香附子、川芎同研细末。将茶叶置杯中，冲入沸水闷泡10分钟，取茶水，加入药末，再闷15分钟调匀即可。代茶频饮。每日1～2剂。

配伍宜忌

◎ 香附与活血药有显著协同作用，可明显抑制血小板聚集及血栓形成。

◎ 香附与柴胡相配理气解郁效能更显著，常用于胸胁胀痛等症，亦用于肝郁气滞的月经不调、痛经等。

◎ 香附理气散滞，苏梗理气宽中，两药搭配使用有理气解郁、宽中止痛的功效。

人群宜忌

✗ 气虚无滞者忌食。

✗ 阴虚或血热者忌食。

✗ 低血压患者不宜长期大量服用。

郁金

保肝原理 郁金块根含的挥发油中的主要成分为姜黄烯、姜黄素、姜黄酮和芳基姜黄酮等。这些成分具有行气活血，疏肝解郁，清心开窍，清热凉血的功效。

性味归经	性寒，味辛、苦，归心、肺、肝经
传统功效	活血止痛、行气解郁、清心凉血

研究现代
◎用于胸痛、痛经、经闭等。
◎用于黄疸、尿赤等。

日常妙用

外用
郁金10克，五倍子3克。二者研末，用蜂蜜调成药饼2块，贴于乳头上，覆盖纱布，用胶布固定，每日换药1次。治疗盗汗。

泡茶
郁金（醋制）10克，灸甘草5克，绿茶3克。将郁金、灸甘草洗净，放入砂锅中，加入适量清水，用中火煮沸，再改用小火煎煮10~15分钟。然后放入绿茶，泡5分钟即可。每日1剂，可随时服用。非常适合肝气郁结的人饮用。

配伍宜忌
◎ 郁金与明矾合用可开窍祛痰、凉血祛瘀。
◎ 郁金与茵陈相配有清热凉血、利湿退黄的功效。
◎ 郁金与牡丹皮相配有凉血消瘀、清热解毒的效能。
✖ 郁金与丁香两药存在药理性拮抗作用，属于配伍禁忌。

人群宜忌
✖ 阴虚失血及无气滞血瘀者忌食。
✖ 孕妇慎服。
✖ 气虚胀滞忌食。

首乌蜜粥

组成	何首乌30克，大米100克，蜂蜜适量。
做法	何首乌水煎取汁，加大米同煮为粥，待熟时稍凉调入蜂蜜即成。
用法	每日服1剂。

决明子粥

组成	决明子15克，大米60克，冰糖适量。
做法	将决明子水煎去渣，取汁入大米煮粥，待粥将熟时，加入冰糖，再煮1~2沸即可食用。
用法	佐餐用。

决明子

天麻糯米粥

组成	天麻3克，糯米100克，白糖适量。
做法	将天麻发开，择净，切细；糯米淘净，放入锅内，加清水适量煮粥，待熟时加入天麻、白糖，煮1~2沸即成。
用法	每日服1剂。

菊花粥

组成	菊花15克，大米100克。
做法	菊花洗净，与淘净的大米同放入锅中，加适量清水，加盖，用大火煮沸，再改用小火熬至成粥即可。
用法	每日1剂。

菊花蜜饮

组成	菊花50克，蜂蜜适量。
做法	菊花加水20毫升，稍煮后保温30分钟，过滤后加入蜂蜜，搅匀。
用法	随量饮用。

菊花

百合柏仁汤

组成	百合20克，夏枯草15克，柏子仁10克，蜂蜜适量。
做法	将前三者一起加水煎煮，去渣取汁，加蜂蜜调匀，分2次服，每日1剂。
用法	佐餐食用。

夏枯草

凤爪玉米须汤

组成	鸡爪500克，玉米须15克（用纱布包好）。
做法	二者加水炖煮1小时，再加入生姜、盐、料酒、鸡精等适量调味。
用法	佐餐食用。

玉米须

桑葚粥

组成	新鲜桑葚、糯米各60克，冰糖适量。
做法	将新鲜桑葚洗净后与糯米同煮，待煮熟后加入冰糖。
用法	佐餐食用。

桑葚

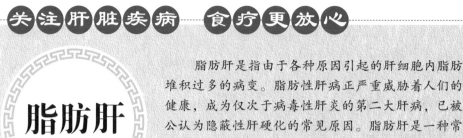

关注肝脏疾病 食疗更放心

脂肪肝

脂肪肝是指由于各种原因引起的肝细胞内脂肪堆积过多的病变。脂肪性肝病正严重威胁着人们的健康，成为仅次于病毒性肝炎的第二大肝病，已被公认为隐蔽性肝硬化的常见原因。脂肪肝是一种常见的临床现象，而非一种独立的疾病。一般而言，脂肪肝属可逆性疾病，早期诊断并及时治疗常可恢复正常。

～ 食疗要点

◎调整饮食结构，提倡高蛋白质、高维生素、低糖、低脂肪饮食。不吃或少吃动物性脂肪、甜食。多吃青菜、水果和富含纤维素的食物。

◎营养过剩、肥胖者应严格控制饮食。有脂肪肝的糖尿病患者应控制血糖。营养不良性脂肪肝患者应适当增加蛋白质和维生素的摄入。总之，祛除病因才有利于治愈脂肪肝。

～ 特效对症食材与中药

银耳

银耳含丰富的蛋白质、脂肪、膳食纤维、微量元素、胶质及对人体十分有益的银耳多糖。银耳多糖不仅能改善人的肝、肾功能，还能降低血清胆固醇、甘油三酯，促进肝脏蛋白质的合成，增强人体的免疫力。

金银花

金银花含丰富的牛磺酸，可降低血液及胆汁中的胆固醇；还含有食物纤维褐藻酸，可以抑制人体对胆固醇的吸收，促进其排泄，有助于缓解脂肪肝。

～ 特效对症小偏方

丹参山楂蜜饮

组成	丹参、山楂各15克，檀香9克，炙甘草3克，蜂蜜30毫升。
做法	丹参、山楂、檀香、炙甘草加水煎，去渣取汁加蜂蜜，再煎几沸。
用法	每日2次。
功效	活血化瘀、疏肝健脾，适用于瘀血阻络型脂肪肝。

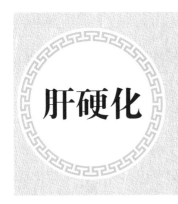

肝硬化

肝硬化是一种常见的慢性肝病，是由一种或多种原因而引起肝脏受到损害，肝脏呈进行性、弥漫性、纤维性病变。肝硬化是引起腹水的主要疾病，肝硬化患者一旦出现腹水，标志着硬化已进入中晚期。出现腹水的早期，患者仅有轻微的腹胀，很容易误认为是消化不良，因此慢性肝炎，尤其是肝硬化患者，如果近期感觉腹胀明显、腰围增大、体重增长、下肢水肿，应该及时到医院检查。

食疗要点

◎饮食以低脂肪、高蛋白、高维生素和易于消化的饮食为宜，并且要做到定量、定时、饮食有节制。在病情早期可多吃些豆制品、水果、新鲜蔬菜，适当多吃些糖类、鸡蛋、鱼类、瘦肉等。

◎忌食坚硬、粗糙的食物，如饼干、干炸鱼、煎鸡蛋、罐头，还有核桃、栗子、杏仁等。

特效对症食材与中药

菜花

菜花中类黄酮的含量比较丰富，而类黄酮又是良好的血管清理剂，能够阻止胆固醇氧化，防止血小板凝结，降低胆固醇、促进血液流动，适合肝硬化患者食用。

黄瓜

黄瓜具有清热解毒、利水消肿的作用，鲜黄瓜中含有丙醇二酸，可以抑制糖类物质转变为脂肪，减轻肝脏的负担，因此有利于肝硬化患者。

特效对症小偏方

黑芝麻散

组成	黑芝麻、白蜜各适量。
做法	黑芝麻洗净，甑蒸，蒸后取出曝干，以水淘去沫，再蒸，如此反复3次。用开水烫去皮，筛净，炒香为末，用白蜜调制为丸。
用法	每次服6克，温水服下，每日2次。
功效	补肝养血。适用于肝硬化。

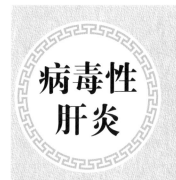

病毒性肝炎是由肝炎病毒引起的常见传染病，具有传染性强、传播途径复杂、流行广泛、发病率较高等特点。病毒性肝炎主要临床表现有食欲缺乏、厌油、恶心、呕吐、胃肠胀气、腹泻或便秘。急性期患者还可有发热、头痛及头晕、全身乏力、失眠等症状。

食疗要点

◎病毒性肝炎患者的饮食以高蛋白、低脂肪、糖充足、维生素丰富为宜，要最大限度地减轻肝脏负担，以达到保护肝脏的目的，可适当多吃一些养肝护肝的食物。

◎多吃高蛋白和利湿作用的食物以及维生素含量多的新鲜蔬菜和水果，如鸡蛋、牛奶、鱼类、蜂蜜、动物肝脏、豆制品、西红柿、大枣、薏仁、苹果等。

特效对症食材与中药

油菜

油菜中含有丰富的膳食纤维，这些膳食纤维可以和脂肪结合，减轻肝脏的负担，并且防止胆固醇的形成，还能促进胆酸的代谢物排出，从而缓解肝炎的症状。

葡萄

葡萄中含有的天然生物活性物质、维生素以及纤维素，对肝炎患者非常有益，所以肝炎患者可以常吃一些葡萄。

特效对症小偏方

虫草鸭

组成	冬虫夏草5个，老雄鸭1只。
做法	将虫草放入鸭腹中，以线扎好，加酱油、料酒各适量，蒸烂。
用法	佐餐食用。
功效	本品适用于乙型肝炎、糖尿病等患者食用。

第四章

补肾食疗经

黑豆

补肾原理 黑豆是一种有效的补肾佳品。豆乃肾之谷，黑色属水，水走肾，所以肾虚的人食用黑豆可以祛风除热、调中下气、解毒利尿。

性味归经	性平，味甘，归脾、肾经
传统功效	补肾益阴、除热解毒、健脾利湿

现代研究

◎缓解高血压、心脏病：黑豆中所含的不饱和脂肪酸、膳食纤维、无机盐、微量元素等营养素，可抑制血液中的低密度脂蛋白氧化，有效降低甘油三酯、血脂和血压，减少心血管疾病的发生。

◎美容养颜，延缓衰老：黑豆含有丰富的维生素E，可减少皮肤皱纹，达到养颜美容、保持青春的目的。黑豆皮还含有花青素，花青素是很好的抗氧化剂来源，能清除体内自由基，尤其是在胃的酸性环境下，抗氧化效果更好。

黄金搭配

◎黑豆+牛奶=促进人体对牛奶中维生素B_{12}的吸收

◎黑豆+橙子=增加营养价值

 牛奶

人群宜忌

✓ 心血管疾病患者宜食。

✓ 水肿患者宜食。

✗ 尿酸过高者忌食。

黑豆泥鳅汤

材料 泥鳅250克，黑豆80克，黑芝麻15克，枸杞子适量。

调料 鸡精、盐各适量。

做法 ❶ 黑豆、黑芝麻洗净备用；将泥鳅处理干净后放入沸水中汆烫至熟，取出，洗去浮沫，沥干水分后下油锅煎黄，铲起备用。

❷ 把黑豆放入锅内，加清水适量，大火煮沸后，再用小火续炖至黑豆将熟时，放入泥鳅、黑芝麻、枸杞子煮至黑豆熟烂时，放入盐、鸡精调味即成。

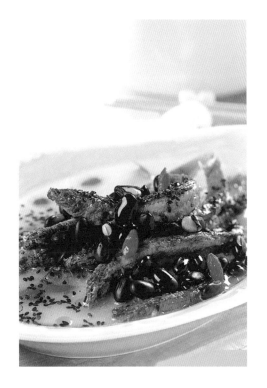

黑豆桂圆大枣汤

材料 黑豆50克，鲜桂圆肉15克，大枣25克。

调料 冰糖适量。

做法 ❶ 黑豆用清水浸软，洗净。

❷ 鲜桂圆肉、大枣分别洗净。

❸ 把材料全部放入砂锅里，放入冰糖，加清水适量，搅拌均匀，小火慢煲3小时即可。

厨房妙招 由于黑豆不易煮熟，可以先用沸水将黑豆泡大，再用黑豆煮粥会更容易烂。

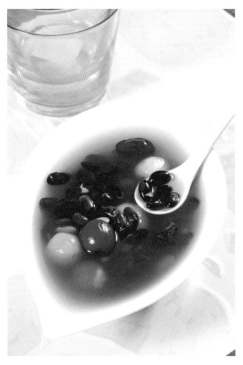

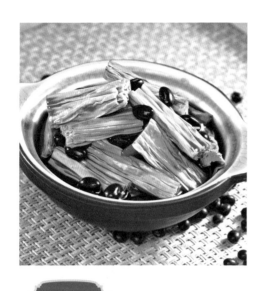

黑豆烧腐竹

材料 黑豆30克，腐竹（干）100克，葱段10克，红辣椒片、姜丝各5克。

调料 白糖、酱油各半小匙，米酒2大匙，白胡椒粉少许。

做法 ❶ 黑豆泡水约1小时，捞出沥干。
❷ 腐竹用温水泡发，洗净，备用。
❸ 锅置火上，放入少许油，炒香姜丝、红辣椒片和葱段，放入腐竹煎至金黄色，加入所有调料和泡好的黑豆，小火烧约20分钟即可。

厨房妙招 腐竹容易吸附尘埃、污垢，烹煮前要清洗干净，尤其是过伏天的腐竹更要经过暴晒、凉风吹数次，再烹煮食用，否则容易对人体造成不利影响。

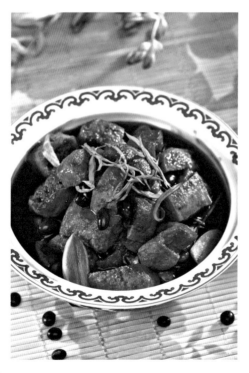

黑豆烧油豆腐

材料 黑豆30克，四方油豆腐2块，蒜苗丝、大蒜各少许。

调料 味醂2大匙，柴鱼酱油1小匙。

做法 ❶ 黑豆泡水约1小时，捞出沥干；四方油豆腐切成小块备用。
❷ 将所有调料放入锅中，加入黑豆、油豆腐块和大蒜，以小火卤煮约20分钟后盛盘，再撒上蒜苗丝即可。

厨房妙招 这道菜也可以在黑豆将要熟的时候再放油豆腐，这样油豆腐就不会由于煮得太烂而影响口感了。

鲫鱼黑豆汤

材料 鲫鱼1条，黑豆100克，大枣6颗，生姜数片，青豆少许。

调料 盐适量。

做法 ❶ 黑豆、青豆均洗净；大枣去核，洗净，备用。

❷ 把鲫鱼宰好洗净后，放入烧热的油锅中，炸至微黄，加入一碗清水煮片刻。

❸ 将鲫鱼与汤汁一同放入瓦罐内，放入处理好的黑豆、青豆、大枣与姜片，向瓦罐内注入3000毫升清水，小火煲至黑豆烂熟后，用盐调味即可。

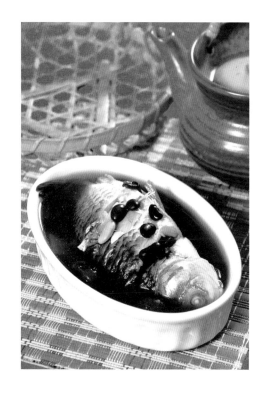

枸杞子黑豆粥

材料 羊胫骨250克，枸杞子15克，黑豆30克，大枣10颗，大米100克。

调料 盐、味精各少许。

做法 ❶ 将羊胫骨洗干净，敲碎；枸杞子、黑豆用清水浸泡，洗净；大枣去内核，洗净，备用。

❷ 大米用清水淘洗干净，与羊胫骨、枸杞子、黑豆、大枣一同放入砂锅内，加适量的水煮粥，待汤汁黏稠、米粒开花时，用盐、味精调味即可。

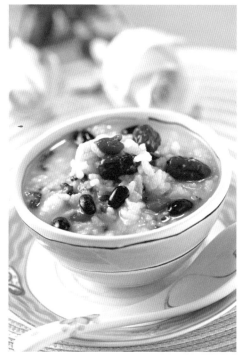

黑芝麻

补肾原理 黑芝麻被颂为"仙家食品"，能作用于肾及膀胱，有补肝肾、润五脏的作用，可用于缓解和改善肝肾精血不足所致的须发早白、脱发以及肠燥便秘等症，为滋补肝肾的佳品。

性味归经	性平，味甘，归肝、肾、大肠经
传统功效	滋养肝肾、润肠燥

现代研究

◎护肤养颜：黑芝麻在护肤方面的作用不可忽视，它能促进人体对维生素A的利用，可与维生素C协同保护皮肤健康，减少皮肤发生感染，促进皮肤血液循环，使皮肤保持白皙润泽、柔嫩细致，在延缓衰老及美容方面发挥了极大的作用。另外，黑芝麻还具有养血的功效，可以改善皮肤干燥、粗糙的问题，令皮肤红润光泽。

◎保护血管，延年益寿：黑芝麻含有大量的不饱和脂肪酸，可维护血管健康，对高脂血症、高血压等疾病都有一定的预防及改善症状的作用。

◎预防头发过早变白和脱落：黑芝麻中所含的丰富卵磷脂可以防止头发过早变白和脱落，保持头发乌黑秀美。

黄金搭配

◎黑芝麻+蜂蜜+醋=增强人体消化系统功能，对呃逆有较好的食疗效果

◎黑芝麻+桑葚=延缓衰老、延年益寿

◎黑芝麻+核桃仁=补肝肾，对继发性脑萎缩症有食疗作用

◎黑芝麻+黑木耳=凉血止血，对血热便血有食疗作用

人群宜忌

✓ 眩晕眼花、腰酸腿软、耳鸣耳聋、脱发白发患者宜食。

✗ 便溏腹泻者忌食。

✗ 燥热体虚者忌食。

✗ 慢性肠炎者忌食。

黑芝麻猪蹄汤

【材料】 猪蹄100克，黑芝麻100克，薄荷叶少许。

【调料】 盐适量。

【做法】 ① 黑芝麻用水洗净，放在干锅中炒熟，碾成粉末，备用。

② 猪蹄去毛洗净、切块，放入沸水中氽烫，备用。

③ 向煲中倒入适量的清水，大火煮沸后放入猪蹄，先用中火烧开后，改成小火慢煮，1小时后放入盐，搅拌均匀便可关火，最后向汤中撒入黑芝麻末、薄荷叶即可。

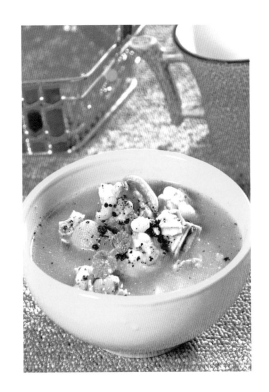

黑芝麻甜奶粥

【材料】 大米100克，熟黑芝麻25克，鲜牛奶1杯，枸杞子适量。

【调料】 白糖、高汤各适量。

【做法】 ① 大米淘洗干净，加适量清水浸泡30分钟。

② 将大米放入锅内，加入高汤先用大火煮沸，然后转小火煮约1小时至米粒软烂黏稠，加入枸杞子。

③ 在熬好的稠粥中加入鲜牛奶，用中火加热，再加入白糖搅拌均匀，撒上熟黑芝麻即可。

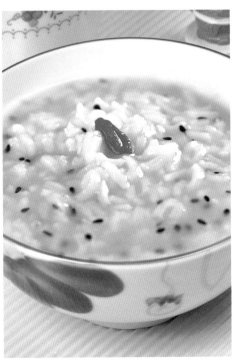

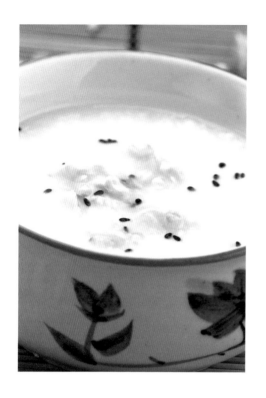

核桃黑芝麻百合粥

材料 大米100克，核桃40克，黑芝麻25克，百合40克。

调料 冰糖适量。

做法 ① 先将大米淘洗干净，再浸泡半小时，然后沥干水分备用；黑芝麻淘洗干净；核桃仁洗净，碾碎；百合去皮，洗净切瓣，入沸水中余烫透，捞出，沥干水分。

② 锅中加入适量清水，然后放入大米、百合，大火烧开，放入核桃仁和黑芝麻，改用小火熬煮成粥，最后调入冰糖拌匀，再稍焖片刻即可。

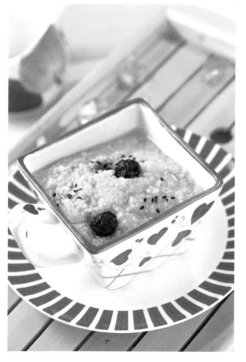

芝麻桂圆小米粥

材料 桂圆（干）5颗，黑芝麻50克，小米100克。

调料 白糖少许。

做法 ① 干桂圆去壳，洗净，备用。

② 小米淘洗干净，注意不要用力搓；将黑芝麻炒香，备用。

③ 锅中加入清水，先下入小米，上火煮至小米半熟。

④ 然后再下入桂圆和炒香的黑芝麻，继续煮至米熟粥成时，依个人口味加入白糖调味即成。

栗 子

补肾原理 栗子对肾虚有良好的改善作用。《本草纲目》记载："肾主大便，粟能通肾。"无论是生食或熟食，栗子都有缓解肾虚所致的腰腿软弱无力、尿频等症的作用。

性味归经	性温，味甘，归脾、胃、肾经
传统功效	滋养肝肾、润肠燥

现代研究

◎抗衰老，预防和辅助治疗心血管疾病：栗子中含有丰富的不饱和脂肪酸和维生素、无机盐等，能在一定程度上预防和改善高血压、冠心病、动脉粥样硬化等疾病，是抗衰老、延年益寿的滋补佳品。

◎强筋健骨：栗子富含钾、蛋白质、脂肪、B族维生素等多种营养素，能够维持人体牙齿、骨骼、血管及肌肉的正常功能，可以预防和改善腰腿酸软、筋骨疼痛、乏力等症状。

◎止痛止血：生栗子捣烂如泥，敷于患处，可缓解跌打损伤、筋骨肿痛，而且有止血、止痛、吸收脓毒的作用。

黄金搭配

◎栗子+鸡肉=增强补益功效
◎栗子+白菜=消除黑眼圈和黑斑

鸡肉　　　　白菜

食用指南

栗子不能一次大量食用，以免导致腹胀。每日食用6~7颗即可。

人群宜忌

✓ 口舌生疮、口腔溃疡者宜食。

✓ 肾虚腰痛、腿酸脚软、夜尿频多者宜食。

✓ 脾肾两虚、大便稀薄、慢性久泻者宜食。

✗ 肥胖、高脂血症患者应少食。

✗ 患有风湿病、糖尿病者忌食。

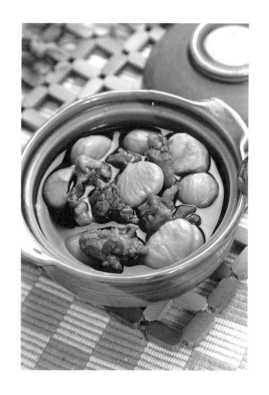

栗子烧猪肉

材料 猪肉300克，栗子（去壳）150克，生姜、大蒜各适量。

调料 料酒、白糖、老抽、桂皮、大料各适量。

做法 ① 猪肉在水里浸泡3个小时后切成块；大蒜拍碎；生姜切成片。

② 起油锅，放姜片和大蒜煸炒香，下猪肉块炒至色白，加老抽煸炒上色，加入料酒再煸炒，移到高压锅，加大料、桂皮和水，大火煮沸改中火煮10分钟。

③ 最后加栗子中火煮5分钟至熟，加入白糖调味即可。

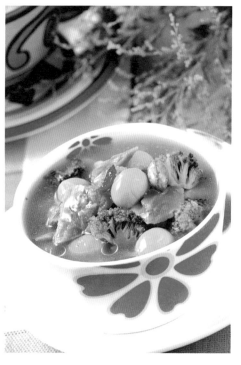

栗子花生汤

材料 栗子100克（先煮熟，去壳），火腿80克，花生仁、西蓝花、大白菜叶各50克，胡萝卜2根。

调料 盐适量，牛奶2大匙。

做法 ① 将火腿切成块；栗子洗净；花生仁洗净，煮熟。

② 西蓝花放入盐水中洗净，切小朵；白菜叶洗净，撕块；火腿切片。

③ 胡萝卜洗净，去皮切段，放入榨汁机内，加入适量清水搅打成汁。

④ 汤锅中加清水适量，将胡萝卜汁倒入锅中搅匀煮沸，放入其他材料煮沸，10分钟后加入牛奶用盐调味即可。

栗子粥

材料 新鲜栗子100克，发芽米1杯。

调料 白糖少许。

做法 ❶ 将发芽米淘洗干净，与水一同放入锅中，大火煮沸后转小火慢煮。

❷ 另起锅烧水，将栗子置入沸水中煮5分钟，捞起，剥去皮膜，切块。

❸ 将处理好的栗子加入粥中，以大火煮沸，再转小火煮约25分钟，至米粒熟软、栗子熟透。待粥汁浓稠时，加白糖调味即可。

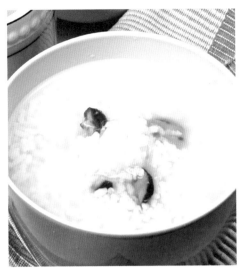

厨房妙招 　发芽米是指发芽状态的糙米。经过发芽，糙米已经变软，但是口感还是比白米稍硬，所以刚开始煮时，可以将发芽米和白米以1∶3的比例来进行烹煮。

鲜栗鸡肉汤

材料 鸡半只（约300克），鲜栗子肉200克，香菇30克，生姜2片，葱花适量。

调料 料酒、盐各适量。

做法 ❶ 栗子肉用开水稍汆烫，浸泡后捞出剥皮；香菇用水浸软，去蒂，洗净，切块，待用。

❷ 鸡洗净，切成大块，起锅入沸水中加料酒汆烫，去其血污后捞出，沥水。

❸ 将鸡、栗子、姜片放入煲内，加适量清水，先用大火煮沸后，用小火煲1小时，再加入香菇块煲30分钟，放入盐调味，撒葱花即成。

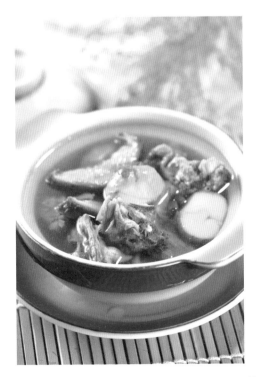

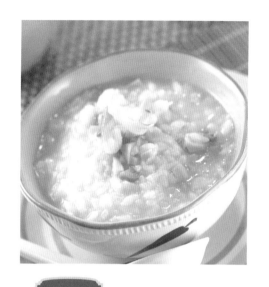

桂圆栗米粥

材料 生栗子10个，鲜桂圆5颗，大米100克。

调料 白糖适量。

做法 ❶ 桂圆去壳，去核取肉，洗净；栗子去壳，切开。

❷ 大米淘洗干净，与准备好的栗子、桂圆肉一起放入锅中，加入适量清水。

❸ 先用大火煮沸，然后再改用小火熬至粥熟，依据个人口味可加白糖调味，盛起稍凉即可食用。

厨房妙招 在坛子底部铺上一层细湿的黄沙，然后将拌有湿黄沙的带壳鲜栗子放入坛内，再放入一层湿黄沙，用稻草或麦草盖住，将坛子倒扣在地上即可，这样则可储存3个月。

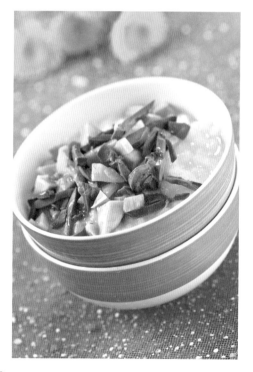

栗子猪腰粥

材料 栗子50克，猪腰1个（约100克），大米100克，葱花、姜末各少许。

调料 料酒、盐各适量。

做法 ❶ 将栗子去皮，切碎粒；猪腰洗净，去除白色筋膜，切薄片，备用。

❷ 猪腰片入沸水中，加料酒汆烫，捞出，备用。

❸ 大米用清水淘洗干净，除去杂质，与栗子粒、猪腰片共同放入砂锅中，加清水适量，加入葱花、姜末熬煮为稠粥，出锅前加入盐调味即成。

黑 米

补肾原理 黑米具有补肾益精的功效，对于少年白发、女性产后虚弱，病后体虚以及贫血等肾虚症状均有很好的补养作用。

性味归经	性平，味甘，归脾、胃经
传统功效	滋阴补肾、健身暖胃、明目活血

现代研究

◎开胃益中：黑米有健脾养胃、益气活血之功效。经常食用黑米，可防治食欲缺乏、脾胃虚弱、贫血等症。

◎美肤养颜：黑米有平补气血、润燥泽肤等功效，是适合于男女老少的黑色美容食品，可做成黑米饭、八宝饭、黑米粥、黑米煮老鸭、黑米珍珠肉丸等美食。

黄金搭配

◎黑米+芦笋=促进儿童成长

◎黑米+桑葚=补肝益肾、养血润燥

◎黑米+白萝卜=除烦渴、消腹胀

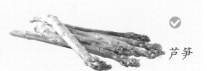

芦笋

选用指南

◎选购黑米时，要将米粒外面的皮层刮掉，看是否为白色，如果是，则极有可能是普通大米经过染色之后的假冒产品，不宜食用。

◎黑米如果闻起来有酸臭味、霉变味和不正常气味的，则为次质、劣质的黑米，不宜食用。

人群宜忌

✓ 贫血者、孕产妇宜食。

✓ 老年人，腰腿酸软、头晕目眩者宜食。

✗ 病后消化能力不佳的人不宜急于食用黑米，可吃些紫米调养。

✗ 火盛热燥者忌食。

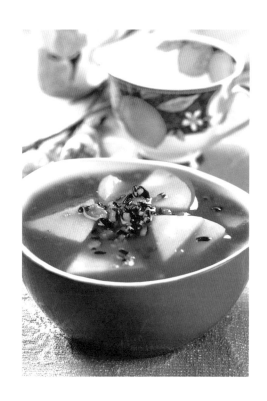

黑米苹果粥

材料 黑米、苹果各100克。

调料 白糖少许。

做法 ① 苹果洗净，去核，切块；黑米淘洗干净，用清水浸泡。

② 黑米放入锅中，加适量水煮粥，待粥将熟时加入苹果块，稍煮片刻可加入白糖调味即可。

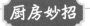

厨房妙招 煮粥时，应将黑米用水多浸泡一段时间，便于成熟。

瘦肉双丁黑米粥

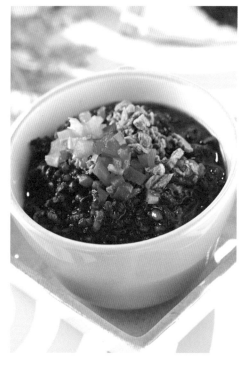

材料 猪瘦肉80克，红辣椒、芹菜各10克，黑米100克。

调料 盐1小匙，味精、香油各少许，料酒2小匙，胡椒粉适量。

做法 ① 黑米淘洗干净；猪瘦肉洗净，切成丁。

② 红辣椒与芹菜分别用清水洗净，切丁备用。

③ 锅置火上，倒入适量油，放入辣椒丁、瘦肉丁煸炒后，注入适量清水，加入黑米，煮沸后改小火煮至米粒开花时，放入盐、味精、料酒、胡椒粉，撒入芹菜丁，淋入香油拌匀即可。

八珍香粥

材料 黑米250克，大枣、西米各25克，香米10克，白果、核桃仁、银耳、百合、鲜桂圆肉各适量。

调料 冰糖适量。

做法 ① 将黑米、西米、香米分别淘洗干净，放入清水中浸泡4小时；大枣去核，洗净；银耳泡发，去蒂，洗干净，再放入沸水锅中蒸熟；白果、核桃仁、百合、鲜桂圆肉分别洗净，备用。

② 锅中加入适量清水，先放入黑米，小火煮至米粒变软，再加入香米、西米、鲜桂圆肉、冰糖、百合、白果、核桃仁和大枣，用小火煮至粥汁黏稠，然后放入银耳搅匀即可。

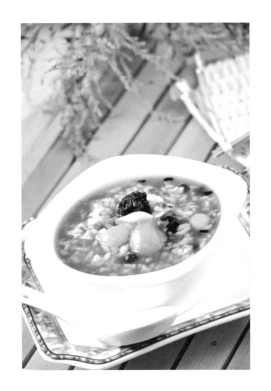

椰汁黑米糖粥

材料 黑米150克，椰汁1罐。

调料 白糖适量。

做法 ① 将黑米淘洗干净，浸泡2小时，捞出，沥干水分，备用。

② 黑米下入锅中，加入清水，大火煮沸，转小火慢煮30分钟，至粥浓稠时，再下入椰汁及白糖，搅匀，出锅装碗即可。

厨房妙招 储存黑米时要放在干燥、通风、阴凉的地方，防止生虫、霉变。

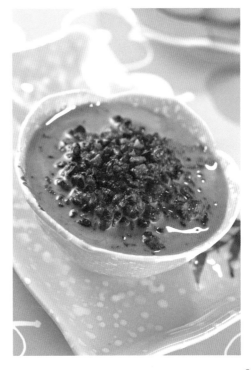

紫菜

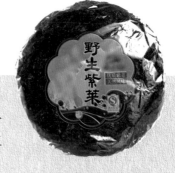

补肾原理 紫菜具有清热利尿、护肾的功效。这是由于紫菜含有一定量的甘露醇，甘露醇是一种天然的利尿剂，清热利尿的功效显著，故紫菜可作为缓解肾病以及水肿的辅助食品。

性味归经	性寒，味甘、咸，归肺经
传统功效	滋阴补肾、健身暖胃、明目活血

现代研究

◎提高机体免疫力：紫菜所含的多糖具有明显增强细胞免疫和体液免疫的功能，可促进淋巴细胞转化，从而提高机体的免疫力。

◎缓解贫血症状：紫菜是日常食品中含铁量最多的食品之一，具有很好的补血功能，可有效预防和缓解女性的贫血症状。

◎补心养血，促进骨骼、牙齿生长：紫菜中含丰富的钙、铁元素，不仅是改善女性、儿童贫血的优良食物，还可以促进儿童的骨骼、牙齿发育。

◎降低胆固醇，辅助治疗甲状腺肿大等多种病症：紫菜能够有效的降低血浆中的胆固醇含量，并可用于辅助治疗甲状腺肿大、淋巴结核等多种病症。

黄金搭配

◎紫菜+鸡蛋＝补充维生素B$_{12}$和钙质

◎紫菜+甘蓝＝营养更全面

鸡蛋　　甘蓝

人群宜忌

✓ 缺铁性贫血、甲状腺肿大患者宜食。

✓ 慢性支气管炎、咳嗽患者宜食。

✗ 腹痛、便溏者忌食。

虾皮紫菜鸽蛋汤

材料 豌豆苗50克，紫菜25克，鸽蛋5个，虾皮、葱花各适量。

调料 高汤2大碗，醋2大匙，味精、香油、盐各适量。

做法 ① 豌豆苗、紫菜洗净，放入大碗中，撒上虾皮和葱花，放入醋、味精、盐、香油。

② 将鸽蛋煮熟，去皮，也放入大碗内。

③ 锅内放高汤烧沸，倒入大碗中，用筷子搅匀即可。

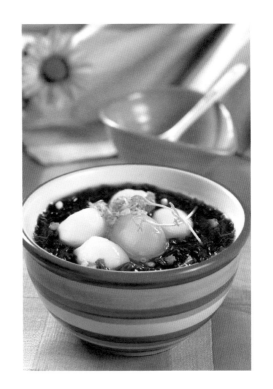

鱼丝紫菜粥

材料 大米50克，鱼肉丝30克，紫菜3克，葱花适量。

调料 A：高汤800毫升；B：胡椒粉、盐各适量，香油少许。

做法 ① 大米淘洗干净，用清水浸泡30分钟；紫菜剪成细条，洗净；鱼肉丝放入炒锅中，不另加任何油料，用小火在锅中干炒至生香。

② 锅置火上，大米放入锅中，加入清水，以大火煮沸后，加入高汤，转中火熬煮30分钟。

③ 粥中加入紫菜条、葱花和调料B，搅拌均匀，再将炒好的鱼肉丝放在粥上即可。

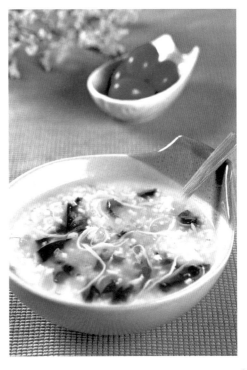

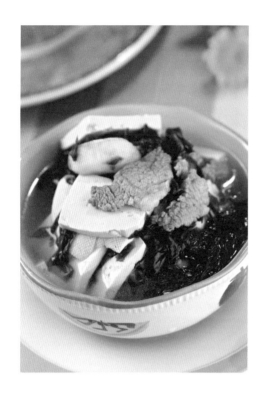

紫菜荸荠肉块汤

材料 紫菜50克，荸荠10个，豆腐50克，猪瘦肉200克，生姜20克。

调料 盐少许。

做法 ❶ 紫菜浸透发开；豆腐洗干净后切成粒状；猪瘦肉洗干净，切块，荸荠、生姜分别去皮，切成块。

❷ 瓦煲加入清水，用大火煮至水沸，加入所有材料，改用中火继续煲2小时加盐调味即可。

厨房妙招 为了彻底清除紫菜中的沙尘等，食用前应用清水泡发，并换1～2次水。

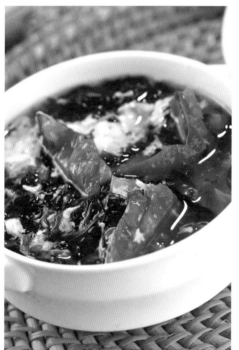

紫菜西红柿蛋汤

材料 西红柿200克，水发紫菜150克，鸡蛋2个。

调料 盐、味精、香油、清汤各适量。

做法 ❶ 将西红柿洗净，切块；水发紫菜洗净；鸡蛋打入碗中，搅散。

❷ 锅置火上，倒入清汤，加入西红柿块、紫菜烧沸后，将鸡蛋液倒入汤中，加入盐、味精，起锅淋入香油，倒入汤碗中即成。

厨房妙招 一般紫菜用于煲汤，其实紫菜的吃法还有很多，如凉拌、制馅、炸丸子、作为配菜或主菜和别的食材搭配等。

紫菜虾干菜叶汤

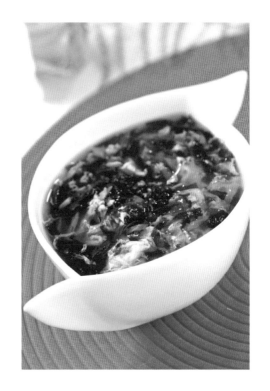

材料 紫菜30克，虾干、白菜叶各50克，鸡蛋1个，葱末适量。

调料 盐少许。

做法 ❶ 将虾干温水泡软，洗净沥干；鸡蛋搅散；紫菜撕碎，放入碗中。

❷ 油锅烧热，先放入葱末炒香，再添入适量开水，放入虾干煮至熟透，然后加入盐、白菜叶，淋入鸡蛋液，待蛋花浮起时，倒入紫菜碗中即可。

厨房妙招 若凉水浸泡后的紫菜呈蓝紫色，说明该紫菜在包装前可能被污染了，这种紫菜对人体有害，不能食用。

紫菜黄瓜汤

材料 黄瓜100克，紫菜50克，姜末适量，红辣椒丝少许。

调料 盐、香油、味精各适量。

做法 ❶ 黄瓜洗净，切片；紫菜用清水泡发至软。

❷ 锅中加入清水，大火烧开。

❸ 将黄瓜片同紫菜、盐、姜末放入锅内略煮，加入盐、香油、味精搅匀，撒入红辣椒丝即可。

厨房妙招 鲜黄瓜中含有丙醇二酸，可以抑制糖类物质转变为脂肪，所以最好能买新鲜带花的黄瓜来食用。

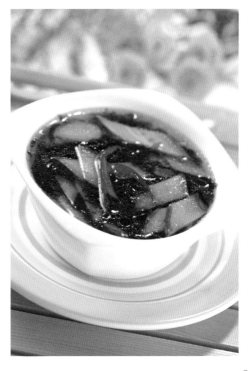

黑木耳

补肾原理 黑木耳含有的胶体具有较强的吸附力，对肾结石等内源性异物有比较显著的化解作用，可以改善肾功能。它还能帮助消化纤维类物质，对异物有溶解与烊化作用。

性味归经	性平，味甘，归胃、大肠经
传统功效	润燥利肠、轻身强志、补血活血

现代研究

◎美容养颜，预防和改善缺铁性贫血：黑木耳含铁量高，可及时为人体补充足够的铁质，是一种天然补血食品。经常食用适量的黑木耳可预防缺铁性贫血，可令肌肤红润、容光焕发。

◎预防血栓，防癌抗癌：黑木耳含有维生素K，能减少血液凝块，预防血栓的形成，有防治动脉粥样硬化的作用。此外，黑木耳还含有抗肿瘤活性物质，能增强机体免疫力，常食可防癌抗癌。

黄金搭配

◎黑木耳+银耳=润肺补血
◎黑木耳+红糖=促进血液循环
◎黑木耳+海带=可清热解毒、补气生津

 红糖 银耳

选用指南

选购黑木耳干品时，以整耳收缩均匀、干薄完整、手感轻盈、易脆断者为佳。

人群宜忌

- 便血、月经过多等各种出血症患者宜食。
- 肾结石、膀胱结石等结石病患者宜食。
- 冶金、纺织、美发工作者宜食。
- ✕ 黑木耳有活血抗凝的作用，有出血性疾病的人及孕妇不宜多食。

黑木耳炒荸荠

材料 黑木耳3朵，荸荠6个，丝瓜1根，葱、干辣椒少许。

调料 盐适量。

做法 ① 黑木耳用清水泡发，去掉根部和杂质，洗净，撕成小朵；荸荠去皮洗净，切成片；丝瓜去皮去瓤，洗净切成片；葱切花。

② 锅内放少许油，烧热后下葱花、干辣椒爆香，然后下丝瓜片翻炒，再放入荸荠片和黑木耳炒匀，加盐调味即可出锅。

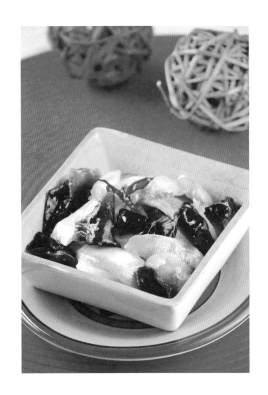

参杞黑木耳猪肺煲

材料 黑木耳40克，枸杞子、太子参各15克，猪肺1叶，菜心适量。

调料 盐、味精各适量。

做法 ① 枸杞子洗净，放入清水中浸泡10分钟；菜心洗净，备用；黑木耳用温水泡发后，洗净，撕成小块；太子参放入清水锅中煎汁，连煎2次，合并煎汁备用。

② 猪肺洗净，放入汤锅中，加适量清水煲至猪肺熟烂，取出，切成小块。

③ 将猪肺块、枸杞子、太子参汁、黑木耳块一并放瓦罐中，倒入适量的清水，加盐，小火慢煲，1小时后放入菜心，改中火煮5分钟，再放入味精调味即可。

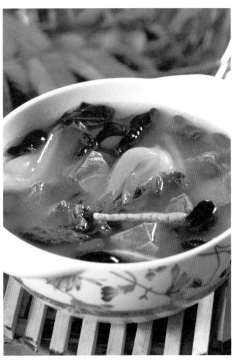

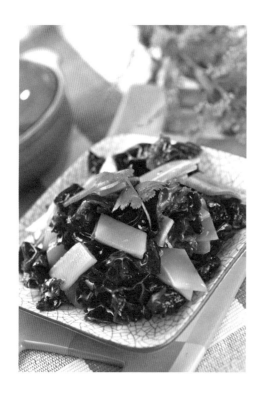

黑木耳炒莴笋

材料 水发黑木耳200克，莴笋150克，胡萝卜50克，葱末、姜末、香菜各少许。

调料 盐、味精各少许，酱油、花椒油各适量。

做法 ❶ 黑木耳择去根蒂洗净；胡萝卜、莴笋分别洗净去皮，均切菱形片。

❷ 将黑木耳、莴笋片、胡萝卜片汆烫，捞起沥干水分备用。

❸ 油锅烧热，下葱末、姜末爆香，放入汆烫好的黑木耳、莴笋片、胡萝卜片，调入盐、味精、酱油，快速翻炒均匀，淋入花椒油装盘即可。

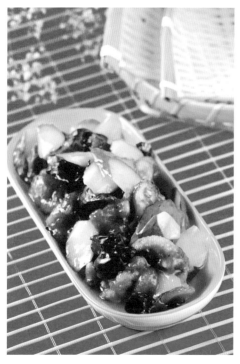

黑木耳炒鹅片

材料 鲜鹅肉100克，黄瓜120克，黑木耳（干）、生姜各10克。

调料 盐、味精、水淀粉、鸡精、胡椒粉各适量，料酒2小匙，香油1小匙。

做法 ❶ 鲜鹅肉洗净切薄片，加少许盐、味精、胡椒粉、料酒、水淀粉拌匀；黄瓜去籽，洗净，切片；黑木耳用水泡发，洗净切片；生姜去皮切片。

❷ 油锅烧热，放入鹅片滑炒至八成熟时盛出。

❸ 另起油锅烧热，放入姜片、鹅肉片、黄瓜片爆炒片刻，调入盐、味精、鸡精，下黑木耳片炒匀，再用水淀粉勾芡，淋上香油即可。

蛤蜊黑木耳豆腐汤

[材料] 蛤蜊150克，豆腐（北）1000克，韭菜100克，黑木耳（干）20克，姜20克，大葱10克，大蒜5克。

[调料] 香油10克，盐适量。

[做法] ❶ 将蛤蜊肉用盐水洗净，沥干水；黑木耳泡水后洗净，撕小朵；葱切段，生姜切丝，大蒜切小薄片；豆腐洗净，切块；韭菜洗净，切段；

❷ 起锅热油，然后下姜丝、葱段、蒜片，炒香后下蛤蜊肉、黑木耳翻炒均匀，然后放入豆腐块，加入适量清水，再煮半小时，下入韭菜段，淋入香油，加盐调味即可。

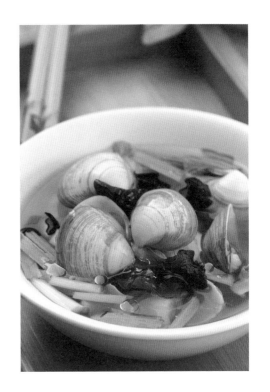

西芹黑木耳炒腊肉

[材料] 西芹150克，黑木耳（干）20克，腊肉100克，葱花、蒜片各10克。

[调料] 盐、鸡精各5克，香油、白糖各适量。

[做法] ❶ 先将腊肉用热水洗净，切片；西芹择洗干净，切段；黑木耳泡发洗净，撕小朵。

❷ 起锅热油，下入腊肉片、西芹段、蒜片炒香，捞起沥油备用。

❸ 锅内留底油，下葱花爆香，放入黑木耳翻炒，接着下入炒好的腊肉片和西芹段炒匀，最后调入盐、鸡精、白糖翻炒均匀，淋入香油即可。

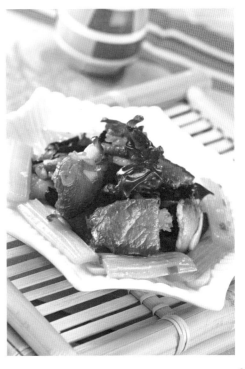

海带

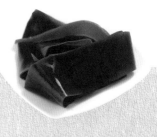

补肾原理 海带表面有一种含有甘露醇的白色粉末，略带甜味，具有良好的利尿作用。海带中还含有一种叫藻酸的物质，这种物质能使人体中过多的盐排出体外，对肾脏疾病也有独特的预防作用。

性味归经	性寒，味咸，归肺经
传统功效	软坚利水、止咳平喘

现代研究

◎有效预防甲状腺功能减退症：海带具有一定的药用价值，因为海带中含有大量的碘，碘是合成甲状腺的主要物质。如果人体缺少碘，就会患"大脖子病"，即甲状腺肿，所以，海带是甲状腺功能低下者的最佳食品。

◎清热、利尿消肿：海带中还含有大量的甘露醇，而甘露醇具有利尿消肿的作用，可防治肾衰竭、老年性水肿、药物中毒等病症。同时，甘露醇与碘、钾、烟酸等元素协同作用，对防治动脉硬化、高血压、慢性气管炎、水肿等疾病有较好的食疗效果。

黄金搭配

◎海带+猪肉=除湿、易消化吸收
◎海带+冬瓜=降血压、降血脂
◎海带+排骨=补钙，增强体质
◎海带+紫菜=预防甲状腺肿大

 猪肉　　 冬瓜

人群宜忌

- ✓ 乳腺增生且伴有肥胖、内分泌失调者宜食。
- ✓ 水肿患者宜食。
- ✓ 心血管疾病患者宜食。
- ✗ 脾胃虚寒者慎食。
- ✗ 甲亢患者忌食。

豆干拌海带

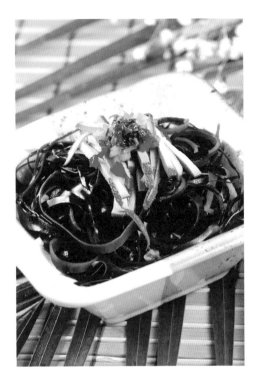

材料 水发海带200克，五香豆腐干100克，水发海米25克，生姜末、葱花、红辣椒碎各适量。

调料 盐、白糖、味精各少许，酱油、香油各适量。

做法 ❶ 将海带洗净，入沸水略汆烫，取出晾凉后切丝，装盘备用。

❷ 将五香豆腐干洗净切成细丝，入沸水汆烫，取出用凉开水过凉后沥干水分，放在海带丝上；海米撒在海带丝上。

❸ 碗内放入酱油、盐、味精、姜末、葱花、红辣椒碎、香油、白糖，调拌成汁，浇在海带盘内。

海带排骨汤

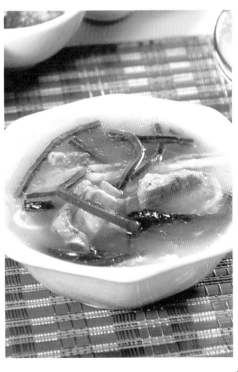

材料 猪排骨150克，白萝卜、莲藕、海带丝各100克，姜片、葱白段、葱花各少许。

调料 料酒10毫升，胡椒末、盐各3克，香油少许。

做法 ❶ 猪排骨切段，汆烫后去血水，捞出沥干水分；莲藕削去外皮，切成滚刀块；海带丝洗净；白萝卜洗净切丝。

❷ 锅内放油少许，加入姜片、排骨段煸炒至白色，烹入料酒，加清水用大火煮开，撇去浮沫，倒入高压锅内，放入葱白段、胡椒末，加盖压6分钟。

❸ 拣去姜片、葱段，再放入白萝卜丝、藕块、海带丝用中火炖至烂熟，加盐，撒葱花，滴香油即可。

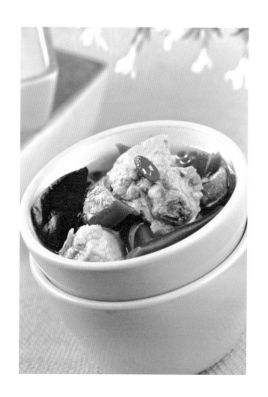

海带香菇腔骨汤

材料 猪腔骨500克，水发海带150克，枸杞子少许，香菇50克，姜片适量。

调料 盐适量，料酒10毫升，醋少许。

做法 ① 将猪腔骨洗净切块，氽烫一下，捞出；海带泡洗干净，切段；香菇泡软，去蒂，切片。

② 锅中倒入适量清水，将准备好的全部材料及料酒、醋一起放入，炖煮至熟，出锅前放入枸杞子、盐即可。

厨房妙招 洗泡海带时，不要去除表面上附着的白霜。这些白霜对人体有益。

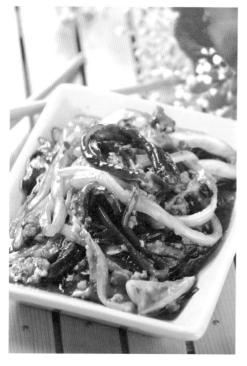

肉末海带烧白菜

材料 水发海带250克，新鲜白菜200克，猪肉末150克，葱末、姜末、蒜末各适量。

调料 郫县豆瓣酱、盐、味精、料酒、水淀粉、鲜汤、花椒油各适量。

做法 ① 海带洗净，切细条；白菜洗净，切成细条；郫县豆瓣酱剁碎。

② 油锅烧至五成热，下猪肉末炒至变色，放入郫县豆瓣酱、葱末、姜末、蒜末炒香，至出红油时，烹入料酒，加鲜汤、海带条、白菜条、盐、味精烧开。

③ 最后以中火炖熟，用水淀粉勾芡，淋花椒油，装盘即可。

海带黄豆煲鱼头

材料 海带50克，鱼头（胖头鱼）1个（约1000克），黄豆适量，枸杞子少许，葱花、姜片各适量。

调料 高汤、盐各适量，胡椒粉、料酒各少许。

做法 ① 海带清洗干净；黄豆入水中泡2小时；鱼头去尽鳃洗净。

② 锅中下油烧热，放入鱼头，用中火煎至稍黄，铲起待用。

③ 把鱼头、海带、黄豆、枸杞子、姜片放入砂锅内，注入高汤、料酒，下胡椒粉，加盖，用小火煲50分钟，放入葱花，调入盐，再煲10分钟即可。

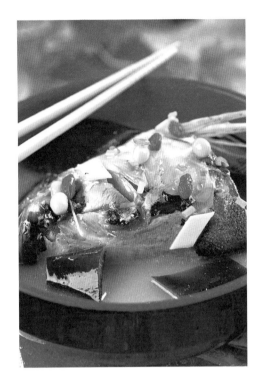

洋葱炸海带

材料 水发海带200克，洋葱块适量，青椒块、红椒块、葱花、蒜片、姜末各少许。

调料 料酒、酱油、白醋各10毫升，盐、味精、白糖各少许，番茄酱5克，面粉、水淀粉、香油各适量。

做法 ① 海带洗净，切片，沾面粉，剩余面粉加水调成稠糊，将海带片挂匀面糊后炸黄捞出，备用。

② 料酒、酱油、白醋、白糖、盐、味精、番茄酱、水淀粉放入碗中调成芡汁。

③ 葱花、姜末、蒜片炝锅，加洋葱块、青椒块、红椒块及炸好的海带，倒入芡汁，淋入香油翻匀即可。

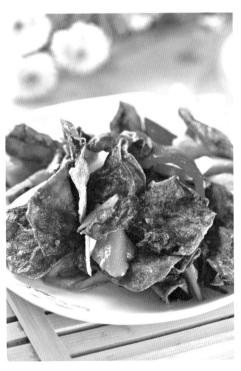

核桃

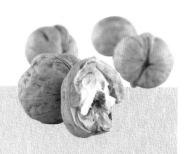

补肾原理 核桃富含B族维生素、维生素E及卵磷脂，具有较高的营养价值，不但能健脑，还可以滋阴补肾，改善泌尿系统。

性味归经	性温，味甘，归肺、肾、大肠经
传统功效	补血养气、补肾填精、止咳平喘、润燥通便

现代研究

◎ 滋养脑细胞，增强脑功能：核桃仁含有较多的蛋白质及人体必需的不饱和脂肪酸，这些成分皆为大脑组织细胞代谢的重要物质，能滋养脑细胞，增强大脑功能。

◎ 预防动脉硬化、降低胆固醇，抗癌：核桃仁有预防动脉硬化，降低胆固醇的作用；此外，核桃还可用于辅助治疗非胰岛素依赖型糖尿病；核桃对癌症患者还有镇痛、提升白细胞及保护肝脏等作用。

◎ 缓解疲劳和压力：感到疲劳时，嚼些核桃仁，有缓解疲劳和压力的作用。

黄金搭配

◎ 核桃+蜜枣=补脑保健、美容养颜
◎ 核桃+鳝鱼=降血糖

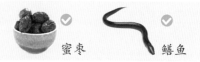

蜜枣　　　　　鳝鱼

选用指南

许多人喜欢将核桃仁表面的褐色薄皮剥掉，这样会损失掉一部分营养，故吃核桃时最好保留这层薄皮。

人群宜忌

✔ 病后产后体虚、气血不足者宜食。
✔ 年老肾亏、阳痿、遗精者宜食。
✘ 阴虚火旺或痰火内盛者忌食。

核桃仁炒鸭肉

材料 鸭肉250克，核桃仁150克，鸡蛋1个（取蛋清），彩椒丝10克，葱末、姜末各少许。

调料 盐、味精、蚝油、水淀粉各适量。

做法 ❶ 鸭肉切块，加入鸡蛋清、水淀粉抓匀；彩椒洗净，切丝。

❷ 油锅烧热，下入鸭肉块滑散至熟，捞起沥油备用，再加入少许油烧热，下入核桃仁，小火炸至颜色呈金黄色时捞起备用。

❸ 锅内留底油，下葱末、姜末爆香，下入鸭肉块，调入蚝油、盐、味精，起锅装盘，撒入核桃仁、红椒丝即可。

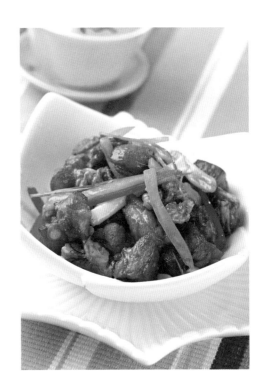

枸杞子核桃仁粥

材料 枸杞子20克，核桃仁30克，大米100克。

调料 冰糖20克。

做法 ❶ 把枸杞子清洗干净，去除杂质，用热水泡发。

❷ 核桃仁洗净；大米淘洗干净，捞起沥干水分。

❸ 把大米、枸杞子、核桃仁放入锅内，加适量清水，轻轻搅拌几下，使各种食材混合均匀。

❹ 锅置大火上烧沸，加入冰糖，再用小火煮40分钟至各种食材熟透，盛出稍凉即可食用。

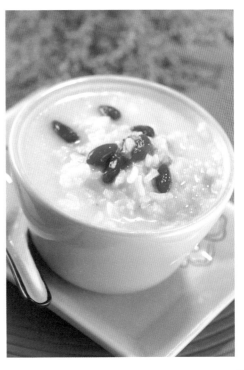

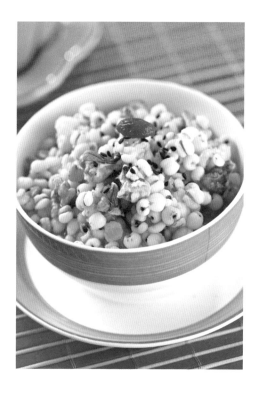

核桃薏仁粥

材料 核桃仁、薏仁各70克，枸杞子15克。

调料 白糖适量。

做法 ❶ 将核桃仁洗净，放入清水中浸泡；薏仁、枸杞子分别洗净，备用。
❷ 锅中放入适量的清水，放入核桃仁、薏仁，大火煮沸后，改中火煮40分钟后，放入枸杞子，再次煮沸后，改用小火煮30分钟后，用白糖调味即可。

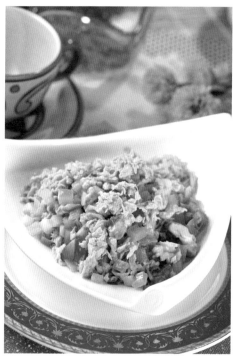

桃仁西红柿

材料 西红柿250克，鸡蛋2个，核桃仁50克，洋葱15克。

调料 盐、料酒、白糖、鸡精各适量。

做法 ❶ 把西红柿放入盆中，用开水浸泡一会儿，剥去西红柿皮，切成小丁。
❷ 洋葱洗净，切细末。
❸ 将鸡蛋打入碗中，加入盐、料酒，搅成蛋液，备用。
❹ 锅置火上，加油烧热，入洋葱末炒香，再加鸡蛋液炒散，接着加西红柿丁、白糖、鸡精、盐翻炒均匀，最后撒入核桃仁炒几下，出锅装盘即可。

韭菜拌核桃仁

材料 韭菜200克，熟核桃仁100克。

调料 白糖、盐、米酒各适量。

做法 ❶ 韭菜去根部及老叶，用清水洗净，切长段。

❷ 韭菜加入有少许油的沸水中氽烫至变色，捞出沥干。

❸ 将韭菜放入碗中，加熟核桃仁、白糖、盐、米酒拌匀即可。

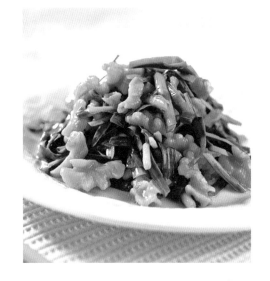

厨房妙招 为了迎合消费者对外观的喜好，很多商户对核桃表皮进行漂白，经过漂白的核桃会含有一些不健康的物质，所以，没有漂白的核桃才是我们要挑选的。

芹菜炒核桃仁

材料 芹菜150克，鲜百合100克，核桃仁50克，红甜椒30克，大蒜少许。

调料 蚝油、盐各少许。

做法 ❶ 将芹菜洗净，切斜刀片；鲜百合洗净泥沙，掰好瓣；红甜椒洗净，切小块；核桃仁掰成小块；大蒜去皮，切成碎末。

❷ 锅中加油烧热，下蒜末爆香，倒入芹菜片翻炒片刻，放入核桃仁，加蚝油、盐炒匀。

❸ 最后倒入百合、红甜椒块翻炒片刻，出锅即可。

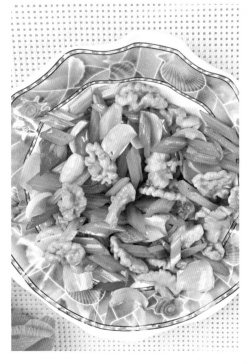

鹿茸

补肾原理 《本草纲目》记载鹿茸："生精补髓，养血益阳，强筋健骨。"中医认为鹿茸是督脉阳气、精血所化生，所以能直入肾经，大补肾阳。

性味归经	性温，味甘、咸，归肾、肝经
传统功效	生精补髓、健脑安神

现代研究

鹿茸所含的钙、磷、镁等无机元素分别参与身体的钙磷和多种酶的代谢，对促进钙的吸收、骨的生长以及增强心脏、肌肉的功能都有积极的作用。

日常妙用

食用

净鱼肚15克（用水泡发），鹿茸1小片，红糖适量，料酒1盏。将所有材料用小火炖煮，喝汤食鱼肚。鹿茸片可再炖一次后嚼食。适用于肾阳虚衰引起的阳痿、遗精、腰膝酸软、赤白带下等。

泡酒

鹿茸5克，枸杞子30克，白酒1000毫升。先将鹿茸、枸杞子分别洗净，然后放入装有白酒的瓶中，密封，浸泡1周后即可饮用。每日1次，每次饮酒20～40毫升，2个星期为1个疗程。当白酒饮完后，可再加白酒1000毫升，重新浸泡一次。有舒筋活络的作用。

人群宜忌

- ✓ 阳虚体质者适宜用鹿茸补养身体。
- ✗ 凡阴虚阳亢、胃火炽盛者忌食。
- ✗ 血分有热、高血压者忌食。
- ✗ 中耳炎患者忌食。

补骨脂

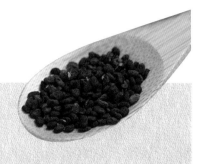

补肾原理 补骨脂大温气厚，味兼苦，因其偏于走下，善补命门之火，所以可壮元阳，常被用于肾虚寒者补益身体。

性味归经	性温，味辛、苦，归肾、脾、心包经
传统功效	补肾壮阳、温脾止泻、纳气平喘

现代研究

◎现代中医临床中，补骨脂被广泛应用于骨病（如骨质疏松症及股骨头坏死）、心血管系统疾病、皮肤病（如白癜风和银屑病）、泌尿系统疾病等的治疗。

◎补骨脂能在一定程度上延缓衰老。

日常妙用

食用

骨碎补12～15克，补骨脂8～10克，茯苓20克。取以上药材加水400毫升，煎2次取汁混合即可。每日1剂，可分2次服用，7日为1个疗程，可缓解由寒湿导致的关节疾痛等。

外用

紫荆芥皮、川椒、补骨脂各15克，75%的乙醇100毫升。将以上前3味材料研为细末，加入75%的乙醇中浸泡7日，过滤取汁，备用。用棉签蘸药液涂擦患处，每次5～15分钟，每日早晚各1次。可通络消斑。

配伍宜忌

❌ 补骨脂与辣椒不能同食，辣椒会降低补骨脂的药效。

❌ 补骨脂与大蒜不能同食，二者性味相冲。

人群宜忌

✅ 肾气虚弱的人群宜食。

❌ 阴虚火旺者忌食。

❌ 湿热成痿引起的乏力者忌食。

冬虫夏草

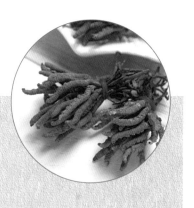

补肾原理 冬虫夏草能减轻慢性病的肾脏病变，改善肾功能，减轻毒性物质对肾脏的损害。另外，它具有一定的雄激素样作用和抗雌激素样作用，对性功能紊乱有调节、恢复的作用。

性味归经	性平，味甘，归肾、肺经
传统功效	补虚损、益精气、止咳化痰

现代研究	◎冬虫夏草可减轻有毒物质对肝脏的损伤，对抗肝纤维化的发生。此外，通过调节免疫功能，可增强抗病毒的能力。 ◎冬虫夏草可以降低血液中的胆固醇和甘油三酯，增加对人体有利的高密度脂蛋白，从而缓解动脉粥样硬化。

日常妙用

泡茶	冬虫夏草适量，用小火煮6~10分钟，水开后即可饮用，边喝边添水，添水4~6次。最后把冬虫夏草吃掉。可补肾壮阳。
食用	冬虫夏草6克，白芨10克，大米50克。前二味药研细末，大米加水煮成稀粥，煮至粥将熟时加入药末及冰糖，煮至粥稠即可。用于补元气。
泡酒	冬虫夏草20克，白酒500克，先将虫草置于容器中，再加入白酒密封、浸泡3天后即可饮用。每日服1~2次，每次服用10克。具有补肾壮阳、养肺、填精的功效。
人群宜忌	◎ 肺结核等所致的咯血或痰中带血、咳嗽等患者宜食。 ◎ 易感冒等免疫力低下、年老体弱多病者宜食。

淫羊藿

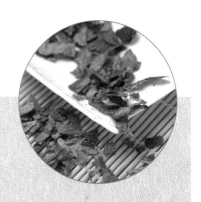

补肾原理 淫羊藿提取液有雄性激素样作用，可促进精液分泌，还有降血糖和提高肾上腺皮质系统功能的作用，并能促进抗体形成。对补肾壮阳有很好的功效。

性味归经	性温，味辛、甘，归肝、肾经
传统功效	补肾壮阳、祛风除湿

现代研究

◎淫羊藿可减少肝组织过氧化脂质的形成，减少心、肝等组织的脂褐素（老年素）的形成。

◎淫羊藿能显著提高巨噬细胞的吞噬功能，使巨噬细胞吞噬能力恢复到正常水平。

◎淫羊藿干品的醋酸乙酯提取物有祛痰作用；甲醇及醋酸乙酯提取物有镇咳作用。

日常妙用

泡茶
灵芝15克，刺五加10克，淫羊藿7克。将三味药洗净后放入杯中，加入适量沸水冲泡，盖闷10分钟，或煎煮5～10分钟。代茶饮用，可反复冲泡数次，每日1～2剂。可补肾安神。

泡酒
淫羊藿50克，醪糟250毫升。淫羊藿用纱布包好，放入醪糟中，密封，每日振摇1次，7日后每周振摇1次。15日后就可饮用，每次30毫升，每日2次。适用于肾阳虚衰引起的男子阳痿早泄、风湿痹痛、四肢痉挛、麻木不仁等。

人群宜忌
❌ 实热证者忌食。
❌ 阴虚火旺者忌食。
❌ 性欲亢进者忌食。

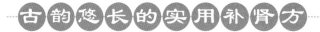

古韵悠长的实用补肾方

珍珠草方

组成	珍珠草全草60克，大枣6颗。
做法	将珍珠草全草洗净放阴凉处阴干，然后加大枣，水煎2次，初煎1次空腹服，再煎液。
用法	代茶频饮。每日1剂。

韭菜根鸡蛋方

组成	韭菜根50克，鸡蛋2个，白糖适量。
做法	韭菜根和鸡蛋同煮，加入白糖调味即可。
用法	佐餐食用。

淫羊藿茶

组成	淫羊藿20克。
做法	淫羊藿用沸水冲泡。
用法	代茶饮。

鲜韭菜根粥

组成	鲜韭菜根250克，大米50克，白糖适量。
做法	鲜韭菜根洗净，放入纱布中搅取汁液。大米煮粥，沸后加入鲜韭菜根汁再煮即成，加入白糖调味。
用法	食粥。

桑芝丸

组成	桑叶（经霜）、蜂蜜、黑芝麻各等份。
做法	桑叶、黑芝麻晒干或烘干，研为细末，炼蜜为丸。
用法	每日服10～15克，长期服用。

公鸡糯米酒

组成	公鸡1只，糯米酒500毫升。
做法	将公鸡去毛、去内脏，洗净剁块，加油及少量盐炒熟，盛入大碗，加米酒，隔水蒸熟。
用法	随意食用。

黑鱼冬瓜汤

组成	黑鱼1条（约500克），带皮冬瓜300克。
做法	黑鱼洗净，冬瓜切块，一同放入锅中，加水适量煮至鱼肉熟烂即可。
用法	每日2次，食鱼饮汤。

杞叶羊肾汤

组成	枸杞鲜叶250克，羊肾1对，生姜、陈醋、葱白各适量。
做法	羊肾洗净切片，再与其他四味药材一起煮汤服用。
用法	每日1剂，佐餐食用。

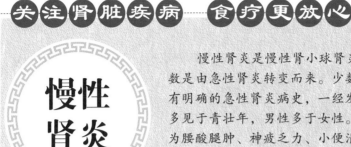

慢性肾炎

慢性肾炎是慢性肾小球肾炎的简称，本病大多数是由急性肾炎转变而来。少数患者起病缓慢且没有明确的急性肾炎病史，一经发现即为慢性。本病多见于青壮年，男性多于女性。慢性肾炎主要表现为腰酸腿肿、神疲乏力、小便清长或少尿、胸脘胀满、食欲缺乏、苔白脉缓、尿中蛋白增多或出现管型等症状。

◌ 食疗要点

◎慢性肾炎患者应在限制蛋白质摄入量的范围内吃富含优质蛋白质的食物。

◎慢性肾炎患者若出现浮肿，尿量每日少于1000毫升，血压升高，甚至出现心力衰竭时，就应该严格忌盐，连含盐的馒头、豆腐干、肉松等也尽量不吃。

◎慢性肾炎患者要忌高热量油腻和辛辣刺激的食物。

◌ 特效对症食材与中药

玉米须

玉米须有利尿降压、降糖作用，且以煎汤饮用效果较佳。非常适合肾炎患者食用。

鱼腥草

鱼腥草具有清热解毒、消痛排脓、利尿通淋的作用，适合慢性肾炎的患者食用。

◌ 特效对症小偏方

玉米须方

组成	玉米须50克。
做法	将玉米须放入砂锅中，加600毫升水煎煮30分钟左右，滤渣取汁。
用法	每日1剂，分2次服用。
功效	利尿消炎。适用于慢性肾炎。

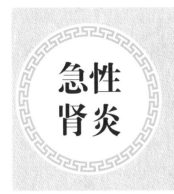

急性肾炎是急性肾小球肾炎的简称，是由感染后变态反应引起的两侧肾脏弥漫性肾小球损害为主的疾病。可发生于任何年龄，以儿童为多见。本病典型的临床表现是几乎都有血尿，约40%的患者有肉眼血尿，这常是起病的第一症状。此外，还有水肿，成年人常伴有神疲乏力、食欲减退、头晕、视物模糊等症状；儿童常见头痛、恶心呕吐、心悸气急，甚至抽搐等症状。

❧ 食疗要点

◎为了控制水肿，急性肾炎患者的饮食中应限制盐用量。

◎急性肾炎如果不出现少尿或无尿，虽有浮肿等症也不需限水，有些情况还要补充大量的水分。

◎急性肾炎如果出现少尿浮肿、血压增高和氮质滞留时，摄入的蛋白质应减至20~40克/日，以减轻肾脏的负担。

❧ 特效对症食材与中药

冬瓜

冬瓜中富含鸟氨酸、γ—氨基丁酸、天冬氨酸、谷氨酸和精氨酸，这些物质是冬瓜利尿消肿功效的基础物质。肾炎水肿、营养不良性水肿患者宜食。

赤小豆

赤小豆性平，味甘，有健脾利湿的作用，对水肿腹部胀满、脚气浮肿、小便不利等有一定作用。

❧ 特效对症小偏方

赤小豆鲤鱼汤

组成	赤小豆100克，鲤鱼1条（约450克）。
做法	赤小豆洗净；鲤鱼去内脏（不去鳞），洗净。将赤小豆、鲤鱼放入砂锅中，加入适量水，用文火煨煮1小时。
用法	每日1~2次。
功效	利水消肿。适用于肾炎水肿。

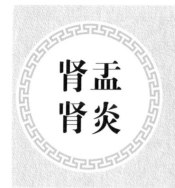

肾盂肾炎

肾盂肾炎有急性和慢性两种。急性肾盂肾炎起病急骤，多突然畏寒或寒战，随之高热，出现头痛、头晕、腰痛、恶心呕吐、乏力等全身感染症状。慢性肾盂肾炎多由急性肾盂肾炎未能及时治疗转变而来。病程可持续数年或数十年之久，最终可逐渐产生肾衰竭，主要表现为乏力、厌食、恶心、消瘦等，可有高血压、贫血等肾功能不全的症状，最终成为尿毒症。

食疗要点

◎平时饮食以清淡易消化为主。多吃蔬菜和水果，有利于炎症消退和泌尿道上皮细胞的修复。

◎忌食羊肉、狗肉等温热性的食物。

◎忌辛辣、油腻食物；忌烟酒。

特效对症小偏方

绿豆车前子方

组成	绿豆100克，车前子50克。
做法	绿豆洗净；车前子用新纱布包好，用水浸泡20分钟。砂锅中加入适量水、绿豆、车前子药包，小火煎煮至豆烂，取出药包即可。
用法	饮汤吃豆，一日1剂，分2~3次服完，连服3~5天。
功效	清热利水。适用于急性肾盂肾炎。

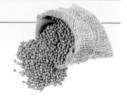

冬瓜方

组成	去皮冬瓜500克，素油、酱油各15克，水淀粉30克，盐6克，葱、姜末、蒜泥各适量。
做法	冬瓜洗净切块，煮熟，捞出沥水备用；葱、姜末、蒜泥、酱油、盐、水淀粉调成味汁。锅加素油烧热，下味汁炒匀，加冬瓜块翻炒片刻。
用法	佐餐食用。
功效	利尿消肿。适用于肾盂肾炎。

第五章
润肺食疗经

梨

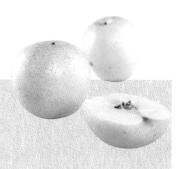

润肺原理 梨所含的配糖体及鞣酸等成分能祛痰止咳，对肺脏有养护作用，对肺结核所导致的咳嗽具有较好的辅助治疗作用。

性味归经	性凉，味甘、微酸，归肺、胃经
传统功效	保护心脏、降低血压

现代研究

◎促进消化，排毒瘦身：梨中的果胶含量很高，有助于消化，通利排便，排毒瘦身。

◎防癌、抗癌：梨还能够抑制亚硝胺的形成，从而起到防癌抗癌的作用。

◎降血压：梨性味甘凉，具有镇静清热的功效，经常食用能使肝阳上亢型高血压患者的血压恢复正常，而且能改善头晕目眩等症状。

黄金搭配

◎梨+核桃=润肺清热、生津止咳，对百日咳有缓解作用

◎梨+冰糖=润肺清热、生津止渴

◎梨+蜂蜜=对咳嗽多痰症状有一定的缓解功效

冰糖

人群宜忌

❌ 孕妇生产之后，忌食生梨。

❌ 脾胃虚寒、发热者，忌食生梨。

❌ 糖尿病患者不宜多食梨。

❌ 外感风寒咳嗽者不宜食梨。

雪梨糯米粥

材料 糯米50克，雪梨100克，黄瓜100克，山楂糕20克，枸杞子少许。

调料 冰糖10克。

做法 ❶ 糯米洗净，用清水浸泡6小时；雪梨去皮、核，洗净，切块；黄瓜洗净，去皮，切条；山楂糕切条，备用。

❷ 将糯米放入锅中，加水，大火煮开，转小火煮约40分钟，注意搅拌，不要煳底，煮成稀粥。

❸ 将雪梨块、黄瓜条、山楂糕条加入粥锅中，拌匀，用中火煮沸，再加冰糖、枸杞子调味即可。

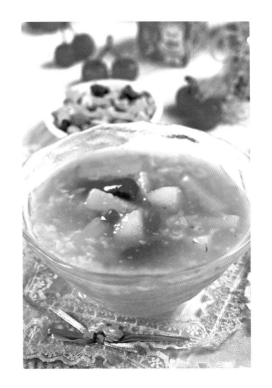

雪梨煲猪肺

材料 猪瘦肉100克，猪肺200克，雪梨120克，南杏、北杏各10克，生姜、葱、豆苗各适量。

调料 盐、鸡精各少许。

做法 ❶ 猪瘦肉、猪肺洗净，切块；雪梨去皮、核，切块；生姜去皮，切片；葱切丝；豆苗洗净。

❷ 锅中加水煮沸，放入猪瘦肉块、猪肺块，煮去表面血渍，倒出洗净；再将猪肺块及姜片、葱丝爆炒。

❸ 瓦煲装水，用大火煲滚后放入猪瘦肉块、猪肺块、雪梨块、南杏、北杏、姜片煲2小时，最后放入豆苗，加盐、鸡精调味即可。

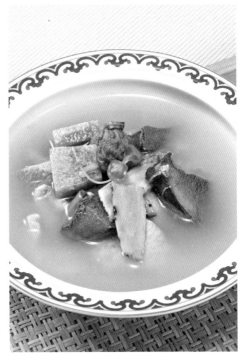

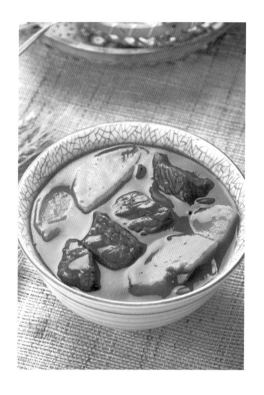

梨香炖牛肉

材料 小洋葱10个，雪梨2个，牛肉块1000克，蒜片适量。

调料 番茄酱250毫升，番茄糊20克，橄榄油20毫升，桂皮10克，鲜香叶2~3片，炖肉香料20克，干红葡萄酒50毫升，盐10克，黑胡椒碎4克。

做法 ① 将雪梨去皮、去核，切成片；洋葱对半切开。

② 烧热油，放小洋葱块和大蒜片，翻炒，盛出；留底油，入梨片翻炒，盛出；再留底油，入牛肉块，煎至浅棕色。

③ 加入全部调料调味，加热水没过食材，中火烧开，转小火慢炖1个小时，最后入梨片拌匀，直至汤汁收稠即可。

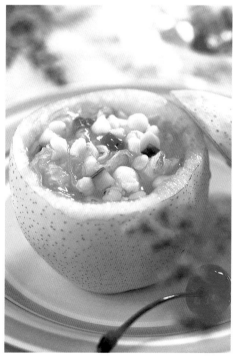

雪梨薏仁羹

材料 雪梨2个，薏仁、贝母、慈姑、银耳各10克，枇杷1个，黄瓜丁、樱桃碎各少许。

调料 矿泉水适量，冰糖水100毫升。

做法 ① 薏仁、贝母、银耳分别泡发、洗净，入蒸锅中蒸熟。

② 枇杷去皮及核；慈姑去皮、洗净、切丁，入沸水中汆烫，捞出晾凉；贝母切丁，备用。

③ 雪梨洗净，横切1/5做盖，用小勺挖出梨肉，外壳蒸熟，梨肉榨汁，去渣。

④ 将所有材料和匀，放入梨内，最后将榨好的梨汁加矿泉水、冰糖水混合均匀，倒入梨内即成。

百合

润肺原理 百合具有止咳平喘的功效，主要用在辅助治疗慢性肺部疾病上，如辅助治疗因慢性支气管炎或肺气肿导致的常咳或久咳不愈等。

性味归经	性微寒，味甘，归肺、心经
传统功效	润肺止咳、清热凉血

现代研究

◎美容养颜：百合富含黏液质及维生素，对皮肤细胞新陈代谢有益，所以常食百合有一定的美容养颜的作用。

◎滋阴安神：百合是常用的补阴药材，具有清心安神、滋补营养、促进睡眠的作用。

◎利水消肿：百合可用于辅助治疗小便不畅、浮肿等症状。

◎提高免疫力，防癌抗癌：百合在体内还能促进和增强单核细胞系统的吞噬功能，提高机体的免疫能力，因此对多种癌症均有一定的预防效果。

黄金搭配

◎百合+莲子=养肺润燥

◎百合+绿豆=润肺清心

莲子

人群宜忌

✅ 慢性支气管炎、肺气肿、肺结核、支气管扩张、咳嗽、咯血患者宜食。

✅ 更年期综合征女性宜食。

❌ 风寒咳嗽者忌食。

❌ 脾胃虚寒者忌食。

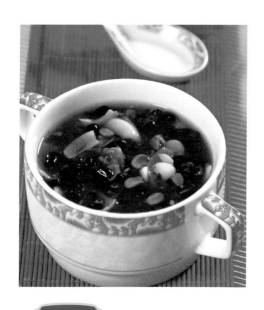

百合杏仁粥

材料 百合、杏仁各20克，红豆50克。

调料 白糖少许。

做法 ❶ 红豆洗净，放入锅中，加适量水，用大火煮沸，再转成小火煮至半熟。

❷ 将百合、杏仁、白糖加入锅中，煮至粥熟即可。

厨房妙招 红豆煮熟烂所需的时间较长，最好事先用沸水浸泡红豆，等红豆泡大之后再煮会更容易熟烂。

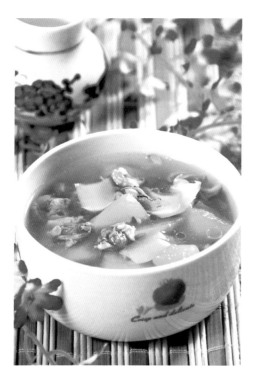

百合牡蛎煲

材料 新鲜牡蛎150克，新鲜百合100克，青苹果100克，姜末适量。

调料 盐、味精各少许，葡萄酒、料酒各适量。

做法 ❶ 牡蛎取肉，洗净，切碎后放入葡萄酒中腌渍10分钟。

❷ 百合洗净，掰开；青苹果削皮，去核，切成小块。

❸ 油锅烧热，下入姜末，煸出香味后，倒入牡蛎肉，加料酒，大火快速翻炒3分钟，再加入适量清水烧开。

❹ 将百合放入瓦煲中，再倒入处理好的牡蛎肉，小火慢煮，待到牡蛎肉熟烂时，放入苹果块、盐、味精，继续煮5分钟即可。

香蕉百合银耳汤

材料 银耳15克，鲜百合120克，香蕉2根，枸杞子5克。

调料 冰糖适量。

做法 ① 银耳浸水泡软、洗净、去蒂、撕朵；百合洗净、去蒂；香蕉切片。

② 将银耳放入碗中，倒入200毫升清水，放入蒸笼内蒸半个小时。

③ 将百合、香蕉片和蒸好的银耳放入炖盅中，加入冰糖和枸杞子，放入蒸笼中蒸半个小时即可。

厨房妙招 百合味甜，不适宜放太多的冰糖，否则会使汤品显得太腻。

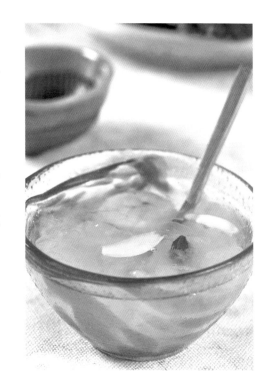

荸荠炒百合

材料 荸荠120克，百合100克，西蓝花90克，小西红柿80克。

调料 水淀粉20克，盐、鸡精各适量。

做法 ① 西蓝花洗净，切小朵，西蓝花梗切成小片；荸荠去皮、切片；百合掰开洗净备用。

② 油锅烧热，下西蓝花梗片炒1分钟左右，然后放入荸荠片、百合和适量水翻炒1分钟，最后调入盐和鸡精，用水淀粉勾薄芡，出锅盛盘。

③ 西蓝花入沸水中汆熟，捞出，围在盘边，点缀上小西红柿即可。

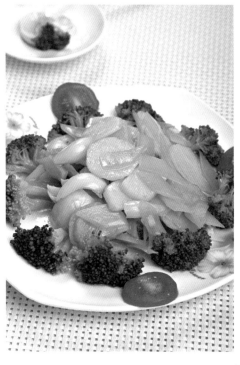

白萝卜

润肺原理 白萝卜中含有较多的水分，食用后可以起到生津润肺的作用。另外，白萝卜中含有的芥子油不仅可帮助消化，而且可消除人体内热，具有润肺化痰的作用。

性味归经	性凉，味辛、甘，归脾、肺经
传统功效	化积滞、止咳消痰

现代研究

◎增强机体免疫力：白萝卜含丰富的维生素C和微量元素锌，有助于增强机体的免疫力。

◎开胃消食：白萝卜中的芥子油能促进胃肠蠕动，增加食欲，帮助消化。

黄金搭配

◎白萝卜+豆腐=有助于机体吸收营养

◎白萝卜+羊肉=润燥清火

◎白萝卜+猪肉=可使机体更好地吸收白萝卜中的维生素A

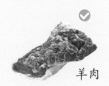
羊肉

食用指南

白萝卜不宜去皮食用。白萝卜皮含钙丰富，去皮会降低其营养价值。

人群宜忌

☑ 头屑多、头皮痒者宜食。

☑ 咳嗽者宜食。

✖ 胃及十二指肠溃疡、慢性胃炎患者忌食。

✖ 单纯甲状腺肿患者忌食。

萝卜白菜汤

材料 白菜、白萝卜各200克，嫩豆腐150克，黄瓜片10克，西红柿片、葱花各适量。

调料 味精、香油、豆瓣酱各适量。

做法 ❶ 白菜洗净，去根切块；白萝卜去皮洗净，切片；嫩豆腐汆烫一下，切块备用。

❷ 油锅烧热，放入豆瓣酱炒香，放入味精、葱花，做成蘸水备用。

❸ 另起锅热油，放入萝卜片炒，再加入白菜块同炒，加入黄瓜片、西红柿片、适量水，大火煮至软烂，放嫩豆腐块、少许盐稍煮，加味精、香油调味即可。

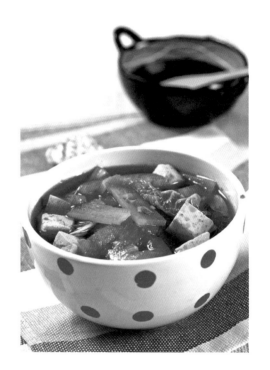

薏仁菱角粥

材料 大米50克，薏仁、生菱角各40克，香菇50克。

调料 橄榄油适量，盐2克，高汤1000毫升。

做法 ❶ 将薏仁洗净，放入水中浸泡3小时；大米洗净，浸泡30分钟，捞出。

❷ 将大米、薏仁均放锅中，倒入高汤，熬成白粥；生菱角放入沸水中汆烫，捞出后去壳；香菇入水浸泡，捞出沥水。

❸ 另起炒锅，倒入适量油，放入香菇炒熟，加入橄榄油、盐拌炒。

❹ 然后将香菇倒入粥中，再加入菱角煮开即可。

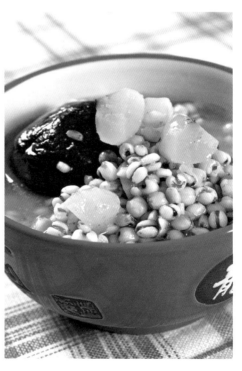

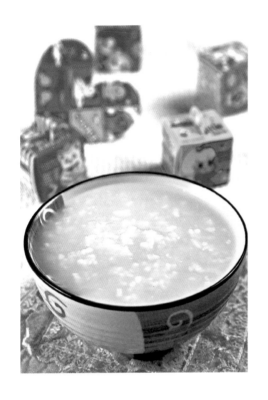

白萝卜粥

材料 白萝卜半根，大米半杯。

调料 高汤适量。

做法 ① 大米浸泡1小时，淘洗干净，加入适量高汤，以大火熬煮成粥，转小火，加水煮成稀粥。

② 将白萝卜洗净，切小块，放入稀粥中再煮约20分钟，至白萝卜块软烂即可。

厨房妙招 未经冲洗的白萝卜最好用纸张包好后放入冰箱冷藏，这样就可保持1周，还不容易串味。

美味萝卜汤

材料 白萝卜1根，白色洋葱、干贝、海带结、平菇片、胡萝卜块各适量。

调料 料酒1大匙，盐3克。

做法 ① 白萝卜去皮，洗净，切成厚圆片，入沸水中氽烫至水再次烧开即可捞出，用清水冲洗，备用。

② 干贝用水泡软，洗净，备用；白色洋葱洗净，切大块备用。

③ 锅内加水，下入干贝煮沸，然后下入料酒、白萝卜块、白色洋葱块、海带结、平菇片、胡萝卜块煮10分钟，加盐调味，用中火再煮30分钟即可。

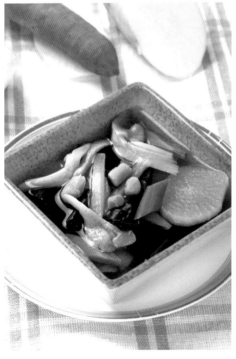

京糕萝卜条

[材料] 山楂糕（京糕）200克，白萝卜250克。

[调料] 白醋、白糖、桂花蜜各适量。

[做法] ❶ 白萝卜去皮，洗净，切成长条；山楂糕切成长条，入凉开水中浸泡。

❷ 将白萝卜条放入碗中，加入适量白醋、白糖拌匀，腌渍约20分钟。

❸ 将山楂糕条捞出沥干，与腌渍好的白萝卜条逐条间隔摆放好，在表面淋上桂花蜜即可。

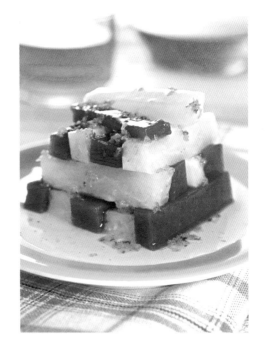

萝卜羹

[材料] 糯米600克，叉烧、五花腩肉、虾米、白萝卜丝各80克，葱末、蒜蓉各适量。

[调料] 味精、盐、胡椒粉、香油各适量。

[做法] ❶ 叉烧、虾米切粒，炒香待用；糯米淘净，加水煮成糯米粥。

❷ 五花腩肉切粒，加入除香油外的调料腌渍15分钟，后用小火煎出少量油后投入蒜蓉爆香，投入白萝卜丝炒匀，加盖焖熟，倒入糯米粥，边倒边搅拌至六七成熟，加入胡椒粉、味精、盐铲匀，成为萝卜羹。

❸ 最后撒上葱末，淋上香油即可。

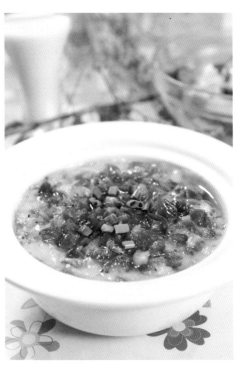

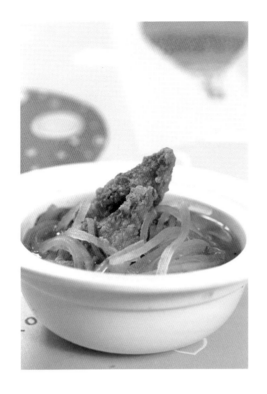

白萝卜烧带鱼

材料 带鱼300克，白萝卜丝250克，姜丝、大蒜、葱花各适量。

调料 剁椒少许，料酒、白胡椒粉、鸡精、生抽、盐各适量。

做法 ① 带鱼收拾干净，切成约5厘米长的段，加入鸡精、白胡椒粉、料酒拌匀腌渍20分钟左右。

② 热锅入油，用筷子将带鱼一块块地放入，用小火煎至两面金黄，捞出，沥油。

③ 锅内留少许底油，下入姜丝、大蒜瓣爆香，放入白萝卜丝、剁椒、带鱼块，并烹入料酒快速翻炒均匀，再加入适量清水，盖锅盖，大火烧开后转为小火煮约5分钟，调入盐、鸡精、白胡椒粉、生抽炒匀，最后撒上葱花拌炒一下即可。

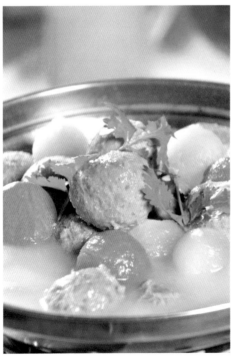

浓汤萝卜牛肉丸

材料 胡萝卜球50克，白萝卜1个，牛肉丸15个，冬瓜球100克，豆皮1张，芹菜1棵，姜、葱各适量。

调料 鸡味浓汤宝1个，盐适量。

做法 ① 白萝卜洗净，去皮切条；芹菜洗净，切段；姜去皮，切片；葱洗净后切花；豆皮切条，用清水浸泡后洗净备用。

② 锅里加水，水沸后放入鸡味浓汤宝，倒入牛肉丸，加入姜片，倒入萝卜条煮至萝卜透明。

③ 加入豆皮条、芹菜段、胡萝卜球、冬瓜球，煮至豆皮条熟软离火，加盐调味，撒上葱花即可。

银耳

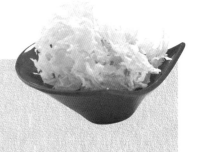

润肺原理 银耳是一味滋补良药，特点是滋润而不腻滞，具有滋阴润肺的功效，肺热咳嗽、肺燥干咳者可以经常食用银耳，以缓解病症。

性味归经	性平，味甘，归肺、胃、肾经
传统功效	润肺生津、滋阴养胃

现代研究

◎润肤，祛斑：银耳富含天然植物性胶质，加上它的滋阴作用，长期食用可以润肤，并有祛除脸部黄褐斑、雀斑的功效。

◎减肥：银耳中的膳食纤维可有助于胃肠蠕动，减少脂肪吸收，从而达到减肥的效果。

◎增强免疫力：银耳中的有效成分酸性多糖类物质可增强人体的免疫力，调动淋巴细胞，加强白细胞的吞噬能力，兴奋骨髓造血功能。另外，银耳富含维生素D，能防止钙的流失，对促进儿童的生长发育十分有益。

黄金搭配

◎银耳+莲子=减肥祛斑

◎银耳+菊花=镇静、解毒、益气强身

◎银耳+梨=滋阴润肺、镇咳祛痰

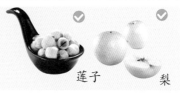

莲子　　梨

食用指南

最好不要食用银耳泡发后未发开的部分，特别是那些呈淡黄色的部分。

人群宜忌

✓ 银耳适合阴虚火旺、体质虚弱、大便干结者和月经不调的女性宜食。

✗ 银耳能清肺热，所以外感风寒者忌食。

✗ 银耳含嘌呤腺苷，可抗血小板凝集，因此出血病人应慎食。

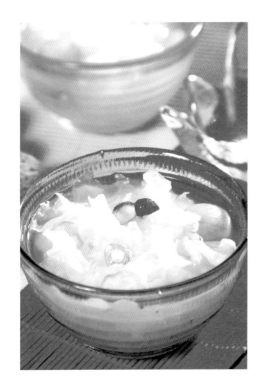

山参桂圆银耳汤

材料 山参2克，银耳20克，桂圆肉15克。

调料 冰糖适量。

做法 ① 将山参放入清水中浸泡10分钟后切片；桂圆肉洗净备用。

② 银耳放入清水中浸泡20分钟。

③ 将山参、银耳、桂圆肉一同放入瓦煲中，放入冰糖，把浸泡山参的水也倒入瓦煲中，隔水炖2小时即可。

厨房妙招 山参最好用沸水冲泡，而且浸泡过山参的水留下加入汤里，营养价值更高。

花旗参煲银耳

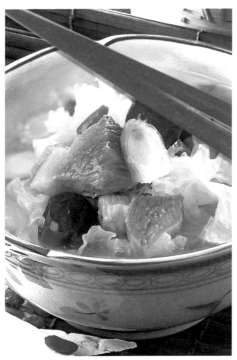

材料 银耳100克，猪腿肉150克，大枣2颗，花旗参片、枸杞子各适量。

调料 盐适量。

做法 ① 猪腿肉洗净，放入沸水中汆烫去血水，取出，用清水洗净，切块状备用。

② 银耳用清水浸透、泡发，洗净，撕成小朵备用；花旗参片、大枣洗净备用。

③ 汤锅内倒入清水适量，大火煮沸，然后放入所有材料（枸杞子除外），改用中火继续煲2小时左右，最后加入枸杞子煮开，再用盐调味即可。

黄瓜拌双耳

材料 银耳（干）、黑木耳（干）各15克，黄瓜100克，葱丝、姜丝各适量。

调料 盐、味精各少许，香油适量。

做法 ① 将银耳、黑木耳泡软，黄瓜洗净切片，共入沸水中汆烫至熟，捞出沥干，装盘。

② 将姜丝、葱丝、香油、盐、味精一起拌匀，浇在双耳和黄瓜片上，拌匀即可。

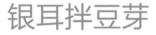 **厨房妙招** 可以根据个人的口味，在里边放一些芝麻或者已经泡发好的枸杞子，不仅菜品好看，而且口味更佳。

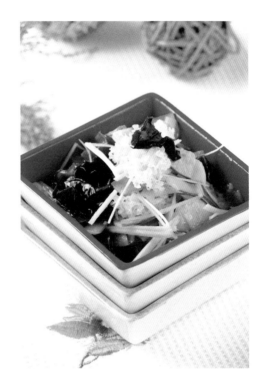

银耳拌豆芽

材料 绿豆芽200克，水发银耳30克，姜末15克，青椒50克。

调料 味精、醋、香油各适量。

做法 ① 绿豆芽去根，洗净；青椒去蒂、籽，洗净，切丝；银耳洗净，撕成小朵。

② 锅中加水烧沸，放入绿豆芽、青椒丝略汆烫，迅速捞出，沥干水分，晾凉；锅中放入银耳烫熟，捞出沥干，备用。

③ 将绿豆芽、青椒丝、银耳放入大碗中，加入盐、味精、姜末、醋、香油拌匀即成。

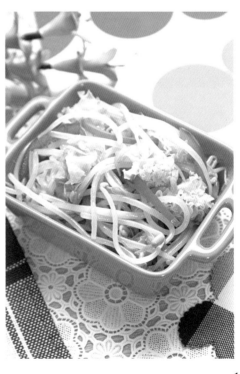

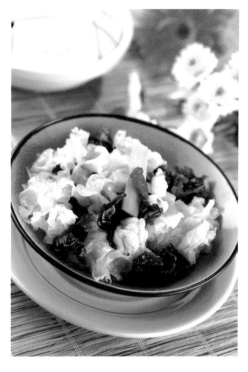

双耳爆草虾

材料 水发黑木耳、水发银耳各50克，草虾10只，芥蓝片25克，葱末、姜末各10克，枸杞子少许。

调料 盐、味精各少许，干淀粉50克，水淀粉适量，葱油25克。

做法 ① 将草虾去泥肠，从中剖开，加盐腌渍后冲净。

② 在案板上用擀面棍轻敲草虾，撒上干淀粉，敲至原来体积的2倍，入沸水汆熟捞出。将黑木耳、银耳洗净撕成小朵，入水中汆烫后沥干。

③ 葱末、姜末放入热油锅炒香，加芥蓝片、草虾、黑木耳、银耳炒匀，再加盐、味精调味，以水淀粉勾薄芡，淋葱油，撒上枸杞子即可。

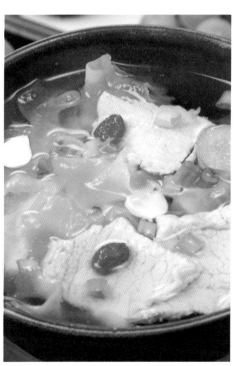

肉片银耳汤

材料 新鲜猪肉片、银耳各150克，枸杞子、杏仁、姜、葱花各少许。

调料 A：料酒1小匙；B：鸡精1小匙，盐、白胡椒粉各少许。

做法 ① 银耳用水泡开后剪除底部硬块，并剪成小朵状。

② 锅中加入适量水、银耳、枸杞子、杏仁、姜片、料酒烧开，并以小火煮10分钟。

③ 锅内放入B料煮2分钟，再加入猪肉片，待重新烧开后，撒上葱花和枸杞子即可。

杏仁

润肺原理 杏仁偏于滋润，有一定的补肺作用，多用来辅助治疗感冒咳嗽、急性咽喉炎、痰多、气喘、支气管炎等症。

性味归经	性温，味甘、苦，归肺、脾、大肠经
传统功效	镇咳平喘、抗炎镇痛

现代研究

◎杏仁中的膳食纤维可以增加饱腹感，所以，肥胖者适当选择杏仁作为零食，可以达到控制体重的效果。

◎杏仁含有丰富的油脂，能提高肠内容物对黏膜的润滑作用，因此，可用来改善肠燥便秘的症状。

日常妙用

食用

海藻、海带、甜杏仁各10克，薏仁30克。将海藻、甜杏仁、海带加适量水煎煮，取汁，再与薏仁煮粥食用。可辅助治疗痤疮、咳嗽痰多等。

配伍宜忌

◎ 杏仁+牛奶=润肤美容。

◎ 杏仁+猪蹄=淡化色斑。

人群宜忌

◎ 进行放疗、化疗者宜食。

✗ 阴虚、大便稀薄者不宜多食。

✗ 糖尿病患者忌食杏仁或杏仁制品。

山药

润肺原理 山药含有皂苷、黏液质，有润滑、滋润的作用，所以可益肺气、养肺阴，辅助治疗肺虚痰嗽久咳之症。

性味归经	性平，味甘，归脾、肺、肾经
传统功效	生津益肺、补肾益精

现代研究

◎山药含有黏液蛋白，有降低血糖的作用，可用于缓解及改善糖尿病症状，是糖尿病患者的食疗佳品。

◎山药含有大量的黏液蛋白、维生素及微量元素，能有效阻止血脂在血管壁的沉淀，预防心血管疾病，具有安神和延年益寿的功效。

◎山药中的薯蓣皂苷被称为是天然的"激素之母"，能促进内分泌激素的合成，具有促进皮肤表皮细胞的新陈代谢及肌肤保湿的功能，可改善体质。

配伍宜忌

◎ 山药和葛根配伍，有健脾胃生津液的作用，多用于治热病腹泻伤津和脾胃虚弱导致的泄泻，与白扁豆同用，健脾化湿效果更好。

◎ 山药和熟地黄配伍，可加强滋阴补肾、固精止遗的作用，多用于治肾虚遗精、遗尿、哮喘等。

◎ 山药和白术配伍可以治疗脾胃虚弱。

葛根

熟地黄

人群宜忌

✗ 月经不调属虚寒者不宜单味药大量服用。

✗ 产妇不宜单味药大量服用。

✗ 气虚自汗、阳虚汗出者忌食。

川贝母

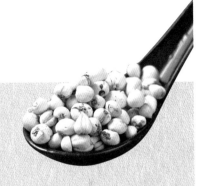

润肺原理 川贝母具有清热化痰止咳的功效；因又兼甘味，也可治疗肺有燥热之咳嗽痰少而黏之症，还可散结开郁，故为养肺佳品。

性味归经	性寒，味甘、苦，归肺、心经
传统功效	清热化痰，润肺止咳

现代研究

◎川贝母善治肺虚久咳、痰少咽燥或痰中带血等；浙贝母多用于外感风热或痰热引起的咳嗽。

◎用于淋巴管结核、乳腺炎、肺脓肿等。

日常妙用

食用

大米30克，川贝母（研末）3克，鲜萝卜25克，盐适量。用大火将大米煮沸，再加入川贝母和鲜萝卜。然后改用小火煮粥，然后加入盐即可。早、晚餐时服用。此粥适用于肺脾气虚引起的久咳痰少、气短乏力等。

川贝母、冰片各适量，研末，按9：1比例混合，加适量温水调成糊状，外敷患处，用消毒纱布固定。24小时更换1次，一般2～4次可愈。此方用于治疗手、足及耳部冻疮。

配伍宜忌

✅ 川贝母与雪梨一起食用润肺止咳效果更佳。

❌ 川贝母不宜与乌头类药物同用。

人群宜忌

✅ 以咳嗽、咳痰不利、舌苔红为主要表现的风热咳嗽患者宜食。

❌ 寒痰、湿痰者忌食。

麦冬

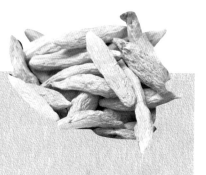

润肺原理 麦冬含麦冬皂苷、高黄酮类化合物、挥发油、植物甾醇、单糖类和寡糖类成分等，其味甘、微苦，可以滋阴生津、润肺止咳、清心除烦。

性味归经	性微寒，味甘、微苦，归脾、胃、心经
传统功效	养阴润肺、益胃生津

现代研究

◎适用于干咳痰黏或无痰，甚至痰中带血等。

◎适用于咽干口渴、大便干燥等。

◎适用于糖尿病等。

日常妙用

食用

猪肉500克，竹笋、麦冬各50克（切碎），蛋清、植物油、盐、鸡精、白糖各适量。竹笋用水泡涨，切碎；猪肉剁碎。在猪肉末中加入竹笋末，麦冬碎，再加入蛋清、盐、鸡精、植物油、白糖等混匀做馅，包饺子。具有滋阴润肺、化痰的功效。

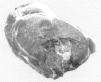
猪肉

麦冬、枸杞子各15克，大米50克，冰糖适量。以上材料共煮粥，早、晚食用。适用于肺燥、干咳、无痰等。

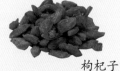
枸杞子

人群宜忌

❌ 风寒感冒、痰湿咳嗽者忌食。

❌ 肺痿属于虚寒者忌食。

❌ 脾胃虚寒泄泻者忌食。

天冬

润肺原理 天冬含天冬素、谷甾醇、甾体皂苷，黏液质、糠醛衍生物等成分，主治燥热咳嗽、阴虚劳嗽、热病伤阴等症。

| 性味归经 | 性大寒，味甘、苦，归肺、肾经 |
| 传统功效 | 滋阴润燥、润肺止咳 |

现代研究

◎用于燥咳、干咳无痰、痰少而黏或痰中带血等。

◎用于发烧后期的咽干口燥等。

◎用于潮热盗汗、糖尿病、遗精、便秘等。

◎用于虚火上炎引起的咽喉肿痛等。

日常妙用

食用

天冬30克，枸杞子15克。温水浸泡5分钟，水煎，留汁，加入大米90克，煮粥。每日分2次食用。有益肾养阴的作用。

天冬1000克，白蜜60克，芝麻12克，黑豆500克。将天冬加水浓煎，取汁300毫升，加蜂蜜熬炼，再入芝麻、黑黄豆粉，共和为饼，每日3次佐餐食。具有抗发早脱、发早白的功效。

黑豆

人群宜忌

✅ 由于肾阴不足及阴虚火旺引起的潮热盗汗、消渴、遗精、便秘等宜食。

✅ 虚火上炎引起的咽喉肿痛患者宜食。

❌ 脾胃虚寒腹泻或外感风寒咳嗽者忌食。

西洋参

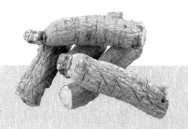

润肺原理 西洋参根茎含人参皂苷R0、Rb1、氨基酸、挥发油等成分，具有补气养阴、泻火除烦、养胃生津之功能。

性味归经	性凉，味甘、微苦，归脾、肺经
传统功效	补气养阴、清热生津

现代研究　　具有抗疲劳、抗氧化、抗应激、抑制血小板聚集、降低血液凝固性的作用。

日常妙用

食用

母鸡1只，西洋参10克。将西洋参切片，放入鸡腹内，隔水炖熟，食肉喝汤并嚼食西洋参。适用于年老体弱或热病后气虚阴亏者。

母鸡

乌鸡1只，西洋参10克，冬笋150克。将乌鸡洗净剁块，下料酒腌15分钟，用开水烫去血沫；西洋参用温水泡软切片；葱、生姜洗净拍松；冬笋切花叶形。取压力锅，下入乌鸡块、料酒、盐、葱、生姜、西洋参、鲜汤，烧开10分钟后取出，放入碗中，并倒入适量原汤，再蒸10分钟即可。此药膳可以固肾强身。

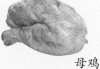

乌鸡

人群宜忌

❌ 中阳虚衰、寒湿中阻者忌食。

❌ 气郁化火等实证或火郁证者忌食。

❌ 小儿发育迟缓、消化不良者忌食。

白果

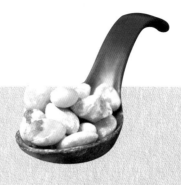

润肺原理 白果乙醇提取物有祛痰作用，对气管平滑肌有松弛作用；白果酚对人型结核杆菌有抑制作用。

性味归经	性平，味甘、苦、涩，有小毒，归肺、肾经
传统功效	敛肺化痰、定喘

现代研究

◎ 用于哮喘、痰嗽等。

◎ 用于带下清稀、白浊、小便频数、遗尿等。

日常妙用

食用

炒白果10克，雪梨3个，牛奶200毫升，白菊花5朵，蜂蜜适量。将雪梨洗净，切成小块，与炒白果、白菊花一同水煮。待白果熟烂后，加牛奶稍煮，再调入蜂蜜即可。此汤可以润肺祛斑。白果有小毒，要谨慎而食。

牛奶　　菊花

白果10颗，鸡蛋2个，葱花适量，盐1小匙。白果剥皮及薄膜；鸡蛋加盐打匀，加温水调匀成蛋汁，用滤网滤去浮沫，盛入碗内，加入白果。锅中加水，待水滚后转中小火隔水蒸蛋，每隔3分钟左右即掀一次锅盖，让蒸汽溢出，保持蛋面不起气泡，蒸约15分钟即可。可益气固肾、降压降脂。白果有小毒，要谨慎而食。

鸡蛋

人群宜忌

❌ 儿童服用白果需谨慎。

❌ 咳嗽痰稠不利者慎用。

古韵悠长的实用润肺方

银耳冰糖饮

组成	银耳（干品）10克，冰糖30克。
做法	银耳泡发，剪去蒂部，洗净，撕成小片，放入锅中，加100毫升清水、冰糖，大火煮沸后转小火煎煮60分钟左右，至银耳熟透即可。
用法	佐餐食用。
注意	银耳泡发方法：将银耳用清水浸泡2小时，捞出杂质，放入盆中，倒入沸水，加盖闷泡30分钟，即可使银耳充分泡发膨胀。

黑木耳粳米粥

组成	黑木耳30克，粳米100克，大枣3~5颗，冰糖适量。
做法	黑木耳泡发，去杂质，撕成小朵，备用。粳米、大枣入锅，加适量水煮沸，下入黑木耳、冰糖煮至粥熟即可。
用法	佐餐食用。

黑木耳

山药粥

组成	鲜山药100~120克，粳米100~150克。
做法	山药去皮洗净，切片，与粳米一同入锅，加适量水煮成粥。
用法	佐餐食用。
注意	若用干山药片，分量以45~60克为宜。

山药

猪肺薏仁粥

组成	猪肺500克，薏仁50克。
做法	薏仁洗净，备用。猪肺洗净，放入锅中，加水煮至七成熟时捞出（留汤备用），切成丁。将薏仁、猪肺一同放入汤中煮至熟烂即可。
用法	佐餐食用。

薏仁

雪梨蒸川贝

组成	雪梨1个，川贝粉3克，冰糖15克。
做法	雪梨去皮，挖去核，放入川贝粉、冰糖，入蒸锅中隔水蒸熟即可。
用法	吃梨饮汤。

四仁鸡蛋汤

组成	白果仁、甜杏仁各100克，胡桃仁、花生仁各200克，鸡蛋30个。
做法	白果仁、甜杏仁、胡桃仁、花生仁一起捣碎，备用。每次取20克四仁碎，加300毫升水煮沸，打入1个鸡蛋，加冰糖，煮至蛋熟即可。
用法	晨起顿服，连服数日。

松仁粥

组成	粳米100克，松仁25克，盐适量。
做法	粳米洗净，松仁洗净去杂质，两者一同入锅，加适量水、盐一起煮粥。
用法	佐餐食用。
注意	痰湿咳嗽、大便溏泻者忌食。

川贝秋梨膏

组成	款冬花、百合、麦门冬、川贝母各30克，秋梨1000克，冰糖50克，蜂蜜100克。
做法	秋梨洗净，去皮，榨汁备用。将款冬花、百合、麦门冬、川贝母洗净，放入砂锅中，加适量水煎成浓汁，滤渣，加入秋梨汁、冰糖，小火煎至梨浆浓稠后调入蜂蜜拌匀，再沸即可熄火，待冷却后装瓶。
用法	每日2次，每次取15克，温水冲服。

蜜蒸百合

组成	百合100克，蜂蜜50克。
做法	百合洗净，放入碗中，加蜂蜜拌匀后入蒸锅中隔水蒸熟即可。
用法	随时含服，慢慢吞咽。

真君粥

组成	成熟杏子5~10颗（煮烂去核），粳米50~100克，冰糖适量。
做法	粳米洗净，加水煮粥，待粥将成时加入杏子、冰糖，煮至粥熟。
用法	每日2次，温服，5日为一疗程。

猪肺方

组成	猪肺1具，香油、酱油、黄酒、生姜各适量。
做法	猪肺清洗干净，切成片。锅洗净，置火上，倒入香油烧热，放入生姜爆香，下入肺片，加酱油、黄酒炒熟。
用法	佐粥食用。

蜜糖蒸萝卜

组成	白萝卜1根（约500克），蜂蜜60克。
做法	白萝卜洗净，去皮，切段，挖空中心留底，装入碗中，然后将蜂蜜倒入空心中，再入蒸锅中隔水蒸熟。
用法	饮汤，吃萝卜。

萝卜杏仁牛肺汤

组成	白萝卜500克，苦杏仁15克，牛肺250克，姜汁、料酒各适量。
做法	牛肺洗净，入沸水中汆烫至七八成熟，捞出切成块；白萝卜洗净，切块；杏仁去皮尖，备用。锅加油烧热，加入牛肺块，倒入姜汁、料酒，以大火爆炒至牛肺熟透；另起砂锅，倒入适量清水，加牛肺块、白萝卜块、杏仁煮至牛肺、萝卜熟烂即可。
用法	吃肉饮汤，每周2~3次。

麦冬粥

组成	麦冬20克，粳米100克，冰糖少许。
做法	麦冬加水煎煮，滤渣，加入粳米煮成粥，最后加冰糖调味即可。
用法	每日1剂，分2次服完。

冰糖蒸柿饼

组成	柿饼3~5个，冰糖适量。
做法	柿饼洗净，放入碗中，加入冰糖和适量清水，入蒸锅中隔水蒸至柿饼软熟。
用法	温服。

冰糖炖燕窝

组成	燕窝3克，冰糖20克。
做法	燕窝用温水浸泡，洗净杂质，与冰糖一起放入炖盅内，隔水炖熟即可。
用法	每日1次。

玉竹沙参老鸭汤

组成	玉竹、沙参各50克，老鸭1只，葱、生姜、料酒、盐各适量。
做法	老鸭宰杀、治净，切块；玉竹、沙参洗净。将老鸭块、玉竹、沙参、生姜一起放入砂锅中，加入葱、料酒、适量水，大火煮沸后转小火炖至鸭肉熟烂，最后加盐调味即可。
用法	饮汤，吃鸭肉。

银耳百合羹

组成	银耳15克，百合10克，冰糖适量。
做法	银耳泡发洗净，百合洗净，加冰糖和适量水，用小火炖至熟透即可。
用法	饮汤，吃银耳、百合。

苦杏仁炖雪梨

组成	苦杏仁10克，雪梨1个，冰糖30克。
做法	雪梨去皮，洗净，切块，与苦杏仁、冰糖一起放入炖盅中，加半碗水，入炖锅中隔水炖1小时即可。
用法	饮汤，吃梨。

沙参粥

组成	沙参15~30克，粳米100克，冰糖适量。
做法	沙参洗净，入砂锅中，加适量水煎煮，滤渣，然后下入淘洗干净的粳米煮成粥，最后加冰糖调味即可。
用法	佐餐食用。

沙参

乌梅百合粥

组成	乌梅、百合各20克，粳米100克，冰糖适量。
做法	乌梅加水煎煮2次，分别取汁，然后将2次的药汁混合均匀。粳米洗净，与乌梅药汁、百合一起入锅，加适量水煮成粥，最后加冰糖调味即可。
用法	佐餐食用。

乌梅

杏仁猪肺粥

组成	甜杏仁50克，猪肺200克，粳米100克，食用油、盐、味精各适量。
做法	猪肺洗净，挤干血水、气泡，切成小块；粳米洗净备用。甜杏仁用温水浸泡，搓去外衣，与粳米一同入锅，加水煮至半熟，加入猪肺块，用小火煮至粥熟，加食用油、盐、味精调味即可。
用法	每日2次，温热服食。

杏仁

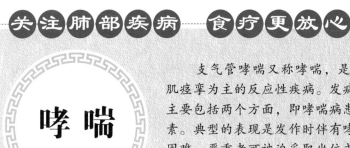

关注肺部疾病 食疗更放心

哮喘

支气管哮喘又称哮喘，是一种以支气管平滑肌痉挛为主的反应性疾病。发病原因错综复杂，但主要包括两个方面，即哮喘病患者的体质和环境因素。典型的表现是发作时伴有哮鸣音的呼气性呼吸困难。严重者可被迫采取坐位或呈端坐呼吸，干咳或咳大量白色泡沫痰等。

食疗要点

◎哮喘患者在饮食上要保证各种营养素摄入充足，特别要增加抗氧化营养素如维生素C、维生素E及微量元素硒的摄入。

◎哮喘发作期间，忌摄入过量的盐。

特效对症食材与中药

枇杷

枇杷中含有苦杏仁苷，能够润肺止咳、祛痰，治疗咳嗽与哮喘。

柚子

柚子果肉性寒，味甘、酸，有止咳平喘、清热化痰、健脾消食、解酒除烦的医疗作用。

特效对症小偏方

罗汉果柿饼方

组成	罗汉果半个，柿饼2~3个，冰糖少许。
做法	将罗汉果洗净，与柿饼一起放入砂锅中，加入两碗半清水，小火煎至水剩一碗半，滤渣，加冰糖调味即可。
用法	每日1剂，分3次服用。
功效	清热，去痰火，止咳喘。

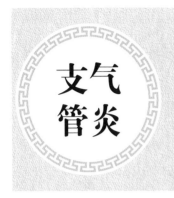

支气管炎是指由于感染或非感染因素引起的气管、支气管黏膜及其周围组织的慢性非特异性炎症。临床上以长期咳嗽、咳痰或伴有喘息及反复发作为特征。本病有急性和慢性之分，急性气管、支气管炎初期表现为咳嗽、咳痰、胸部不适、轻微发热以及咽喉疼痛；慢性支气管炎主要症状为咳嗽、咳痰、喘息或气短，尤以清晨或夜间为重，痰量增多。

食疗要点

◎适时补充必要的蛋白质，多食动物肝、鱼类、豆制品等。

◎在寒冷季节应适当食用一些热量较高的食品，以增强御寒能力。

特效对症食材与中药

蜂蜜

蜂蜜是一种营养丰富的天然滋养食品，其含有与人体血清浓度相近的无机盐、维生素等多种有机酸和有益人体健康的微量元素等，具有滋养、润燥之功效，尤其对支气管炎治疗效果很好。

特效对症小偏方

罗汉果茶

组成	罗汉果20克。
做法	将罗汉果放入杯中，倒入500毫升开水，加盖闷泡30分钟。
用法	代茶，趁热温饮。
功效	止咳化痰。适用于慢性支气管炎。

苏子粥

组成	苏子15~20克，粳米50~100克，冰糖少许。
做法	苏子捣成泥，入锅中加水煎成浓汁，滤渣，下入粳米、冰糖煮成粥。
用法	佐餐食用。
功效	止咳平喘。适用于急慢性气管炎、咳嗽多痰、胸闷气喘等。

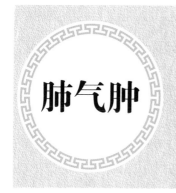

肺气肿

肺气肿是指终末细支气管远端（呼吸细支气管、肺泡管、肺泡囊和肺泡）的气道弹性减退，过度膨胀、充气和肺容积增大或同时伴有气道壁破坏的病理状态。早期无症状或仅在劳动、运动时感到气短，逐渐难以胜任原来的工作。随着肺气肿的发展，呼吸困难程度随之加重，以至稍微活动或完全休息时仍感气短。

☙ 食疗要点

肺气肿患者宜选用止咳化痰、具有排脓作用的中药材以及食材，例如，桔梗、蒲公英、鱼腥草、桑白皮等。

☙ 特效对症食材与中药

桑白皮

桑白皮性寒，味甘，归肺经。具有泻肺平喘、利水消肿的功效。可用于治疗肺热咳喘等症。

☙ 特效对症小偏方

川贝粥

组成	川贝5~10克，粳米60克，砂糖适量。
做法	川贝研成极细粉，备用。粳米淘洗干净，入锅，加适量水煮粥，待粥将成时，加入川贝粉末煮2~3次沸即可。
用法	温热服食。
功效	润肺养胃，化痰止咳。适用于肺气肿。

莱菔子粥

组成	莱菔子末10~15克，粳米100克。
做法	粳米淘洗干净，入锅，加适量水、莱菔子末煮成粥。
用法	佐餐食用。
功效	适用于肺气肿，症见咳嗽多痰、胸闷气喘、不思饮食、嗳气腹胀等。

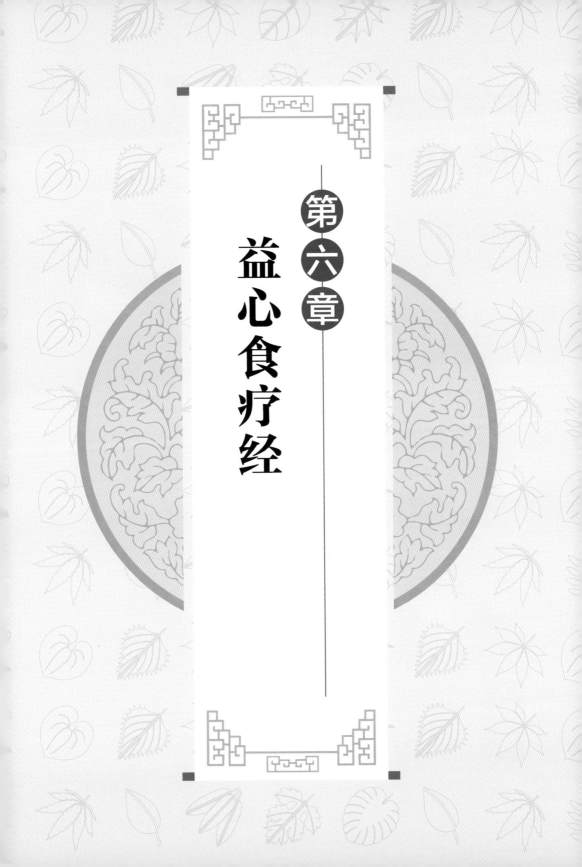

第六章

益心食疗经

樱桃

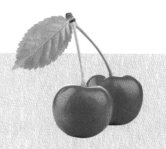

养心原理 樱桃中花青素的含量非常高，具有抗氧化作用，能帮助保护心脏健康。

性味归经	性温，味甘、微酸，归脾、肝经
传统功效	补中益气、祛风除湿

现代研究

◎排毒：樱桃中的钾有助于稳定心律，其果肉可帮助机体排除毒素，对肾脏的排毒颇具功效，被公认为"排毒水果"。

◎美容养颜：樱桃营养丰富，所含蛋白质、糖、磷、胡萝卜素、维生素C等均比苹果、梨高，经常食用樱桃或者用樱桃汁涂擦面部及皱纹处，能使面部皮肤红润嫩白，祛皱消斑。

黄金搭配

◎樱桃+白酒=对风湿有缓解作用

◎樱桃+葱=对麻疹有一定功效

◎樱桃+银耳=滋阴养颜、补气养血

白酒　　　　葱

食用指南

不宜食用樱桃核仁。樱桃核仁中含有氰苷，在胃酸作用下能形成氢氰酸，可导致中毒。

人群宜忌

✓ 消化不良、食欲缺乏者宜食。

✓ 瘫痪、四肢麻木患者宜食。

✗ 糖尿病患者忌食。

樱桃银耳大米粥

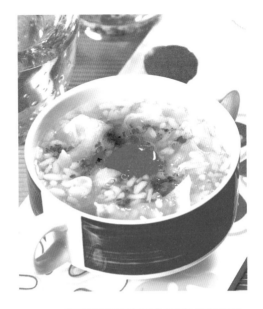

材料 水发银耳50克，樱桃罐头适量，大米100克。

调料 糖桂花、冰糖各适量。

做法 ❶ 银耳洗净，备用；大米淘洗干净，加适量水放入锅中煮成粥。

❷ 粥熟后，待冰糖溶化后，加入洗净的银耳，煮10分钟，再入樱桃、糖桂花，煮沸即成。

厨房妙招 如果季节适宜的话，可以选用新鲜的樱桃代替樱桃罐头，使用樱桃罐头的话，最好选择红、绿樱桃的罐头，做出的菜品色泽更佳。

樱桃花豆粥

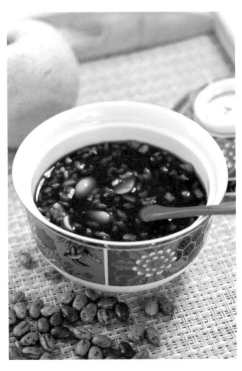

材料 樱桃50克，雪梨半个，花豆40克，白糯米30克，紫米20克。

调料 冰糖适量。

做法 ❶ 将紫米、白糯米淘洗干净，用水浸泡2小时；花豆冲洗干净，用水浸泡4小时；樱桃洗净，去蒂、去籽，切成小丁；雪梨洗净后，切成小块。

❷ 将泡好的紫米、白糯米、花豆放入锅中，加水如常法煮粥。

❸ 待粥熬好后，添加适量冰糖调味，再将切好的樱桃丁、雪梨块撒在粥上即可食用。

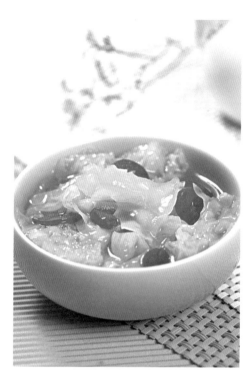

甜脆银耳盅

材料 银耳20克，樱桃3颗。

调料 白糖4小匙，香油适量。

做法 ❶ 将银耳用温水泡发，除去根及杂质，洗净，撕成小朵；红樱桃用清水投洗一遍，切成小片。

❷ 将锅置于火上，加适量清水，放入银耳、白糖，用大火烧开，再改用小火炖至银耳软烂。

❸ 取几个小碗洗净，擦干水，抹上香油，放入樱桃片，倒入熬好的银耳汤，冷却后放入冰箱，食用时取出即可。

枇杷樱桃羹

材料 枇杷10个，樱桃5个，糯米适量。

调料 冰块1盒，糖、蜂蜜各适量。

做法 ❶ 枇杷去皮、核，保持形完整；樱桃洗净，切碎。

❷ 糯米洗净，蒸熟，趁热加入油、橘皮、糖，拌成糯米馅，晾凉。

❸ 冰块捣碎，铺在盘子里。

❹ 糯米馅填入枇杷内，再逐个用樱桃碎点缀在口上，然后码入盘中，淋上蜂蜜即可。

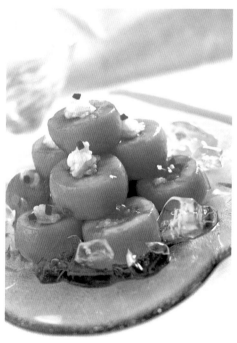

西红柿

养心原理 西红柿中的番茄红素具有独特的抗氧化能力，能消除自由基，可使脱氧核糖核酸及基因免遭破坏，增强人体免疫功能，从而预防心脑血管疾病的发生。

性味归经	性微寒，味甘、酸，归肺、胃经
传统功效	润肺生津、滋阴凉血

现代研究

◎保持肌肤弹性，抗衰老：西红柿富含维生素C等抗氧化的营养成分，因此，多吃西红柿具有抗衰老作用。除此之外，还可滋润、美白皮肤，并保持皮肤弹性。

◎防癌抗癌：西红柿中的番茄红素能够阻止癌变进程，减少患口腔癌、肺癌、乳腺癌等癌症的风险。

◎促进消化，预防便秘：西红柿含有的果胶可以帮助消化和吸收食物，从而起到预防便秘的作用。

黄金搭配

◎西红柿+菜花=清理血液中的杂物，预防血管疾病
◎西红柿+鸡蛋=健美、抗衰老，有助于营养吸收

食用禁忌

忌空腹食用西红柿。空腹食用西红柿，易使胃酸增多，而胃酸过多易导致烧心等不适症状。

人群宜忌

✅ 食欲缺乏患者宜食。
✅ 维生素C缺乏症患者宜食。
❌ 急性胃肠炎、急性细菌性痢疾患者忌食。
❌ 有痛经史的女性在月经期间忌食。

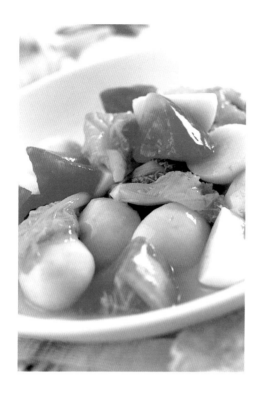

芋头西红柿

材料 芋头300克，西红柿1个，小白菜5棵，蒜末适量。

调料 味精1小匙，香油、盐各适量，高汤1大碗。

做法 ① 芋头洗净，切滚刀块，放沸水笼内，用大火蒸熟，取出。

② 西红柿洗净，切块；小白菜取菜心，洗净，备用。

③ 油锅烧热，爆香蒜末，放入芋头块、西红柿块、小白菜心翻炒，再倒入高汤，加入盐，用小火烧入味，用大火收汁，起锅撒上味精，淋上香油即可。

西红柿土豆沙拉

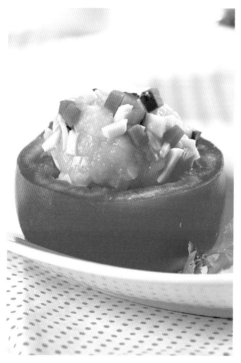

材料 西红柿3个，黄瓜丁、胡萝卜丁各50克，土豆、熟鸡蛋各1个。

调料 沙拉酱适量。

做法 ① 西红柿洗净，挖去蒂和籽，做成西红柿碗；胡萝卜切丁，沸水中氽烫熟；熟鸡蛋捣烂。

② 土豆煮熟，去皮，压成泥，与其余材料、沙拉酱拌匀，装入番茄碗中即可。

西红柿大枣粥

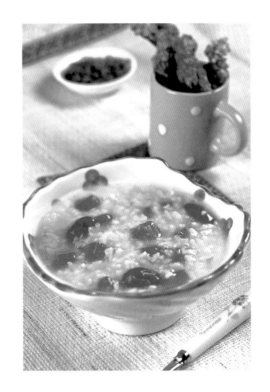

材料 西红柿250克，大米100克，大枣50克。

调料 冰糖适量。

做法 ❶ 大米淘洗干净，用水浸泡30分钟；西红柿洗净，去皮，切成丁；大枣洗净，去核，备用。

❷ 大米、大枣一起下锅，加适量水以大火烧沸，转小火煮至米软枣烂。

❸ 锅内加入西红柿丁和冰糖，稍煮即可。

西红柿炒虾仁

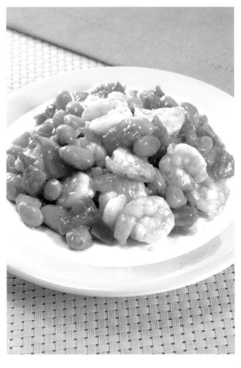

材料 虾仁200克，青豆、西红柿各100克，鸡蛋1个（取蛋清）。

调料 A：盐1克，料酒、水淀粉各适量；B：盐、味精、胡椒粉各适量，料酒30毫升，水淀粉100毫升，香油5克，鲜汤50毫升。

做法 ❶ 青豆入沸水中煮熟，捞出用冷水浸泡5分钟；西红柿去皮切成丁。

❷ 调料B混合调成芡汁。

❸ 虾仁用蛋清及调料A拌匀，腌渍30分钟，备用。

❹ 锅中放油烧热，下入虾仁滑散后倒去余油，放入青豆、西红柿丁略炒，倒入做法❷调成的芡汁炒匀，以大火收汁，起锅装盘即可。

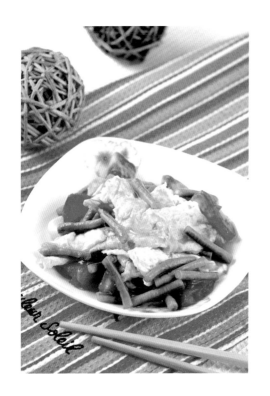

西红柿炒豇豆

材料 豇豆250克，西红柿1个，鸡蛋3个，大蒜4瓣。

调料 酱油、盐各适量。

做法 ① 豇豆洗净，切段；西红柿洗净，切成块；大蒜拍散；鸡蛋打散，调入料酒和一点清水，搅拌均匀。

② 油锅烧至八成热时，倒入鸡蛋液，炒散盛出备用。

③ 油锅烧至七成热时，倒入豇豆段翻炒2分钟，再放入西红柿块炒1分钟，淋入少许清水，放拍散的大蒜，用中火焖至豇豆段熟，放入炒好的鸡蛋，加酱油、盐，大火翻炒收汁即可。

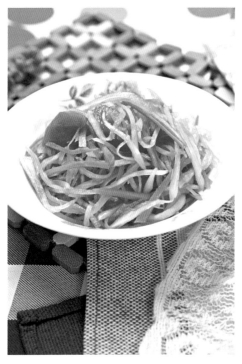

西红柿拌三丝

材料 西红柿1个，白萝卜、莴笋、胡萝卜各100克。

调料 盐、味精各少许，香油、白糖、醋各适量。

做法 ① 将白萝卜、莴笋及胡萝卜分别洗净，切丝；西红柿洗净，切小块。

② 将西红柿块、白萝卜丝、莴笋丝和胡萝卜丝装入盘中，调入盐、味精、香油、白糖、醋拌匀即成。

厨房妙招 切西红柿的时候，最好顺着西红柿蒂部的纹理切，这样就不会流失太多的汁液。

酿西红柿

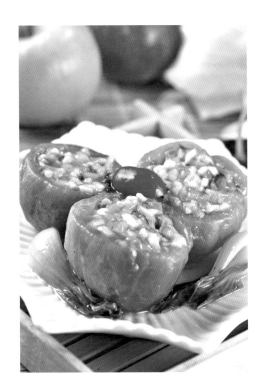

材料 西红柿150克，熟猪肉、菜心各100克，冬笋、香肠、蘑菇各50克，冬菜20克。

调料 盐、香油、味精、胡椒粉、花椒粉各少许，鸡汤200克，水淀粉2大匙。

做法 ❶ 将熟猪肉、冬笋、蘑菇、冬菜、香肠分别切成细粒，加入少许调料制成馅料；菜心洗净。

❷ 西红柿切去蒂部的1/5，挖空，沥干。将馅料填入内部，蒸10分钟撕去外皮。

❸ 将鸡汤烧沸，放入菜心，汆烫捞出，铺于盘底，上面放西红柿；锅中鸡汤调入盐、胡椒粉、味精煮开，用水淀粉勾薄芡，淋香油，浇在西红柿上即成。

西红柿玉米浓汤

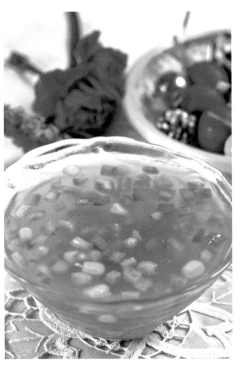

材料 西红柿50克，玉米粒50克，洋菇30克，橘子适量，青豆罐头适量。

调料 鲜奶、水淀粉、盐、味精、白胡椒粉、奶油、素高汤各适量。

做法 ❶ 素高汤、西红柿洗净去蒂，切成小丁；玉米粒洗净；橘子瓣切细碎；洋菇洗净，切小丁。

❷ 取出罐头中的青豆沥干，和素高汤一起放入果汁机中打成泥浆，调入鲜奶、盐、味精、白胡椒粉及水淀粉拌匀。

❸ 将青豆泥、西红柿丁、玉米粒、洋菇丁、橘子细碎一起煮滚，改小火续煮3分钟至熟。

❹ 食用前加入奶油即可。

大枣

养心原理 大枣含有大量的糖类物质，主要为葡萄糖，并含有大量的维生素C、维生素B₂、硫胺素、胡萝卜素、烟酸等多种维生素，具有较强的补心作用，能有效改善心脏功能。

性味归经	性温，味甘，归脾、胃、心经
传统功效	补中益气、养血安神

现代研究

◎健脑益智：大枣中含有丰富的叶酸，能够有效滋养神经系统，有利于大脑功能的改善；大枣含有锌元素，有利于智力发展，促进大脑发育，提高大脑的思维能力和认知能力。

◎预防胆结石：大枣中丰富的维生素C可使体内多余的胆固醇转变为胆汁酸，从而预防结石的形成。

黄金搭配

◎大枣+花生=补血养血，有效预防和改善贫血

◎大枣+桂圆=面色红润、肌肉丰满

◎大枣+核桃=益肾补脑、美容养颜

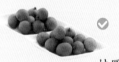

桂圆

人群宜忌

✓ 痰多色黄者宜食。

✓ 水肿及腹水者宜食。

✓ 小便不利者宜食。

✓ 缺铁性贫血患者宜食。

✗ 糖尿病患者忌多食。

✗ 患严重消化道溃疡患者忌食。

✗ 食道静脉曲张患者忌食。

✗ 上消化道出血患者忌食。

菊花大枣粥

材料 新鲜大枣100克，菊花少许，大米100克。

调料 红糖少许。

做法 ❶ 大枣、大米洗净后放入锅内，加适量清水，煮沸。

❷ 改用小火继续煲15分钟，放入适量红糖调味。关火前撒入菊花即可。

厨房妙招 菊花是很好的茶方，此粥也可以使用泡得比较淡的菊花茶来煮大枣和粳米，口感会更好。

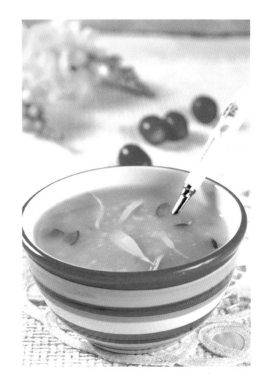

山楂决明大枣汤

材料 山楂20克，决明子15克，大枣50克。

调料 冰糖适量。

做法 ❶ 山楂、决明子分别洗净；大枣去核，洗净。

❷ 把全部材料一同放入锅内，倒入适量的清水，大火煮沸后，改小火慢煲1小时，用冰糖调味即可饮用。

厨房妙招 此汤可以煮的浓稠一些，喜欢食用罐头的朋友，可以加大冰糖的量，煮至汤水黏稠的时候，口感更加酸甜清爽。

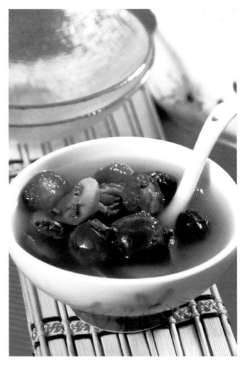

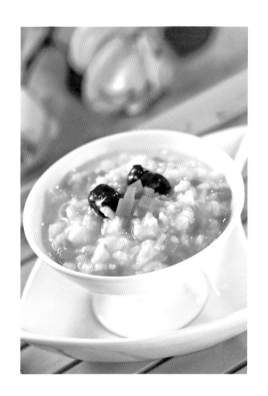

红薯大米大枣粥

材料 红薯200克，大枣9颗，大米100克。

调料 红糖适量。

做法 ❶ 将红薯洗净，切成小块；大枣洗净；大米去杂质，洗净备用。

❷ 锅内加适量水，放入大枣、大米煮粥，五成熟时加入红薯块，再煮至粥熟，调入红糖即成。

厨房妙招 红薯是一种药食兼用的健康食品，其中含有大量膳食纤维以及淀粉，在煮粥的时候喜欢清淡口味的朋友可以用流动的水多次冲洗切好的红薯块以减少含糖量。

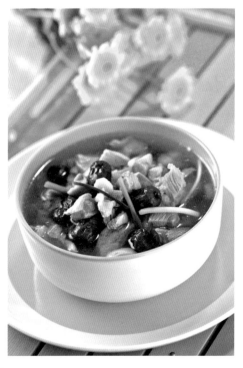

兔肉大枣汤

材料 净兔肉300克，去核大枣100克，姜片适量。

调料 熟花生油、盐、料酒各适量。

做法 ❶ 兔肉洗净，切成2.5厘米见方的块，用盐、料酒拌匀，腌渍约30分钟，洗净控干，备用。

❷ 大枣洗净，用温水泡约30分钟，洗净控干。

❸ 砂锅内放泡大枣的水、大枣、兔肉块、料酒、姜片，大火烧开，撇去浮沫，加熟花生油，改小火炖至兔肉块酥烂，用盐调味即可。

草莓

养心原理 草莓具有极强的抗氧化性，富含番茄红素等，可以保护细胞，具有抗炎作用，还能为人体提供丰富的优质蛋白质和无机盐、维生素以及微量元素，能增强人体的心脏功能。

性味归经 性凉，味甘、酸，归脾、胃、肺经

传统功效 生津止渴、清热凉血、利咽止咳

现代研究

◎减少脂肪，有助减肥：草莓含有一种叫天冬氨酸的物质，可以自然而平缓地除去体内的多余脂肪，达到减肥的目的。

◎改善贫血：草莓中含铁量很高，可帮助铁的吸收，改善缺铁性贫血症状。

◎抗癌防癌：草莓是鞣酸含量丰富的植物，在体内可阻止致癌化学物质的吸收，具有防癌作用。草莓中的鞣花酸对致癌物多环芳香烃、亚硝胺、黄曲霉毒素和芳香胺等均具有高效抑制效果。

黄金搭配

◎草莓+牛奶=清凉解暑、养心安神

◎草莓+山楂=健脾，消食减肥

◎草莓+橙子=美容养颜

◎草莓+酸奶=养心定神

◎草莓+豆腐=缓解更年期综合征症状

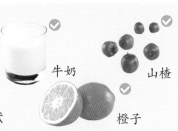

牛奶　　山楂　　橙子

人群宜忌

✓ 夏季口干、烦热者宜食。

✓ 水样腹泻者宜食。

✓ 便秘者宜食。

✗ 肠滑便泄者慎食。

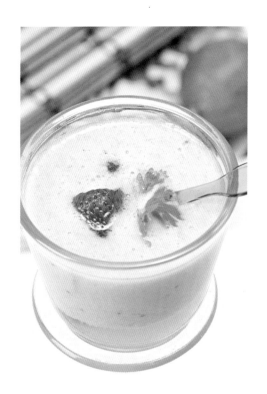

草莓哈密瓜奶昔

材料 哈密瓜1/3个，草莓8颗，牛奶250毫升。

做法 ① 草莓洗净后，去蒂备用。

② 哈密瓜洗净、去籽后，将果肉挖进榨汁机内，再加入草莓、牛奶，一起搅打均匀，即可倒进杯中饮用。

厨房妙招 清洗草莓的时候注意不要去蒂，否则草莓上残留的农药会随着水分进入草莓的内部。

水果聚会

材料 草莓、橘子各200克，小西红柿150克，苹果50克，香蕉40克，无花果25克。

调料 白醋、橙汁、柠檬汁、冰糖、奶片各适量。

做法 ① 草莓、小西红柿洗净切成两半；无花果、苹果、橘子、香蕉分别去皮，切成滚刀块。

② 锅置火上，加入白醋、橙汁、冰糖、柠檬汁、奶片，小火熬1分钟，熄火，加入草莓、小西红柿拌匀，起锅浇在盘中即可。

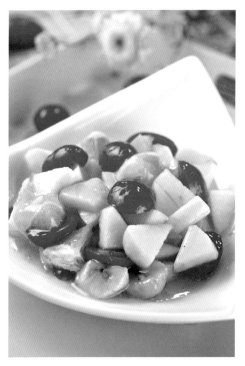

草莓酸奶汁

材料 草莓5颗，香蕉半根，牛奶100毫升，酸奶100毫升。

调料 寒天粉适量。

做法 ❶ 将草莓洗净，切块；香蕉去皮，切块。

❷ 将草莓块、香蕉块、酸奶及牛奶放入榨汁机中搅打均匀，再加入寒天粉一起搅匀即可。

厨房妙招 草莓、香蕉、酸奶都是养心食材，如果加上寒天粉，其效果会更强。此外还能起到减肥的功效。

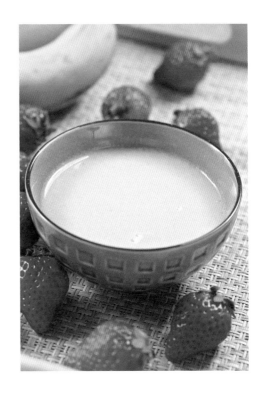

草莓营养果汁

材料 梨50克，草莓5颗，熟鸡蛋1个（取蛋黄），牛奶100毫升。

做法 ❶ 将梨、草莓分别洗净，切成小块，加入蛋黄及适量水一同放入榨汁机中搅打均匀。

❷ 将做法❶煮沸，加入牛奶即可。

厨房妙招 草莓属于低矮草本植物，生长过程中易受污染，因此，吃之前要先将其在盐水中浸泡5~10分钟，再用凉开水浸泡1~2分钟。

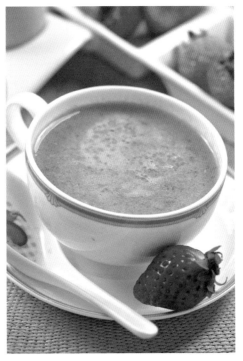

花生

养心原理 花生的红皮中含有抗氧化作用的成分——白藜芦醇，这种物质是心脑血管疾病的化学预防剂，可以净化血液，降低心脏病发生的概率。

性味归经	性平，味甘，归肺、脾、胃经
传统功效	止血、散瘀、消肿

现代研究

◎健脑益智：花生富含卵磷脂，卵磷脂能够促进血液循环，给大脑充分的血液供应，从而预防和缓解脑血栓，激活脑细胞活性，增强思维能力；花生中的维生素E更有抵抗脑细胞老化的功效。

◎延缓人体衰老：花生含有多种抗衰老成分，尤其以单不饱和脂肪酸、白藜芦醇、植物类固醇、叶酸和微量元素锌等抗衰老成分最为突出，经常食用可以延缓衰老。

◎促进儿童身体发育：花生中锌含量高，儿童多食用一些含锌丰富的食品，能增进食欲，促进身体发育。

黄金搭配

◎花生+红酒=保护心脑血管
◎花生+菠菜=美白肌肤
◎花生+猪蹄=催乳、进补
◎花生+毛豆=健脑益智

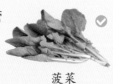
菠菜

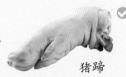
猪蹄

食用指南

忌食发霉或发芽的花生。发霉或发芽的花生往往会受到黄曲霉毒素的污染，而黄曲霉毒具有很强的致癌性。

人群宜忌

✓ 营养不良、食欲缺乏者宜食。
✗ 高脂血症患者、胆囊切除者忌食。

花生猪蹄汤

材料 猪蹄300克，胡萝卜100克，花生50克，枸杞子20克，生姜、葱各适量。

调料 高汤、盐各适量，料酒、胡椒粉各少许。

做法 ① 猪蹄剁成块；花生泡透，洗净；枸杞子泡透；胡萝卜去皮切块；葱切花；生姜去皮切片。

② 锅内加水，待水开时放入猪蹄块、胡萝卜块煮片刻，捞起待用。

③ 在砂锅内加入猪蹄块、胡萝卜块、花生、枸杞子、姜片、料酒，注入高汤，加盖煲45分钟后调入盐、胡椒粉再煲10分钟，撒上葱花即成。

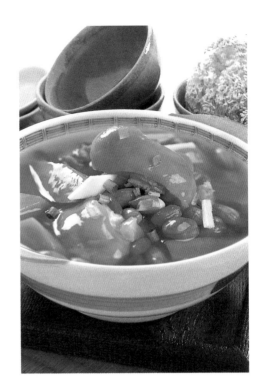

花生木瓜煲鸡爪

材料 木瓜1个，鸡爪300克，花生50克，大枣5颗，生姜适量。

调料 高汤、盐各适量，熟鸡油、白糖、胡椒粉、料酒各少许。

做法 ① 鸡爪砍去爪尖，汆烫去血水，撇去浮沫，冲洗干净待用；花生泡透；木瓜去皮及籽，切块；生姜去皮切片；大枣泡透。

② 将鸡爪、花生、大枣、姜片、料酒、高汤放入砂锅内，加盖，用小火煲40分钟后加入木瓜块，调入盐、白糖、胡椒粉、熟鸡油，再煲15分钟即可食用。

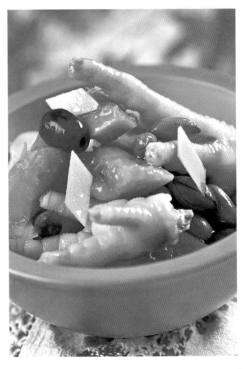

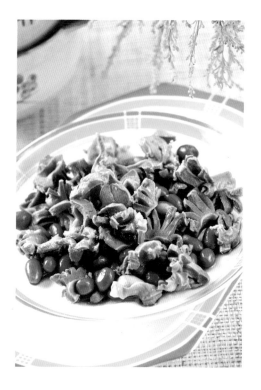

花生鸭肫

材料 鸭肫300克，花生100克，姜块、葱段各适量。

调料 盐、味精、料酒、花椒、大料、香油、花椒油、鲜汤各适量。

做法 ❶ 将鸭肫去筋皮后洗净，切成薄薄的鱼鳃形，放入沸水中余烫至熟，捞出。

❷ 将鸭肫放入碗中，加鲜汤、盐、料酒、花椒、姜块、葱段，上笼蒸至入味，出笼晾凉；花生放入有盐、花椒、大料的沸水中泡入味，捞出晾凉。

❸ 将鸭肫、花生放入碗中，加少许盐、花椒油、香油、味精拌匀，即可。

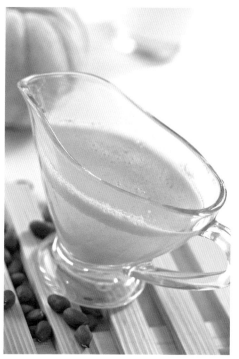

南瓜花生牛奶汁

材料 南瓜100克，鲜牛奶2/3杯。

调料 花生酱1大匙。

做法 ❶ 将南瓜去皮去籽，切块。

❷ 将南瓜块、花生酱及牛奶一起放入榨汁机中打成汁，倒入杯中即可食用。

厨房妙招 这道南瓜花生牛奶汁加热后味道更好，南瓜也可以用小金瓜代替。小金瓜比南瓜更为软糯，榨出来的汁口感会更好。

菠菜香蕉花生汁

材料 菠菜200克，香蕉100克，豆浆200毫升，花生碎适量。

做法 ❶ 菠菜洗净入水汆烫至熟，去根切碎。

❷ 香蕉剥皮，切成2厘米长的段。

❸ 将菠菜碎与香蕉段放进榨汁机中，加豆浆榨汁，汁成后撒入花生碎（可用榨汁机的干磨功能自制）。

厨房妙招 香蕉很容易变质，故不易长期储存在冰箱里，最好尽快喝完。

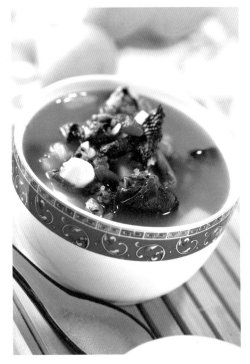

花生莲子乌鸡汤

材料 乌鸡肉500克，白菜干、莲子各50克，蜜枣5颗，陈皮1块，花生100克。

调料 香油、盐各适量。

做法 ❶ 将乌鸡宰杀后清洗干净，去头、爪、内脏，切成大块，用开水烫煮后漂去浮沫；白菜干用温水浸泡后洗净，每块撕成数条；其余用料都洗干净，莲子去芯，陈皮刮去内瓤。

❷ 将适量清水倒入煲内烧开，再将全部材料倒进煲内，先用大火煲20分钟，然后用中火煲40分钟，再用小火煲2小时，最后用香油、盐调味即可。

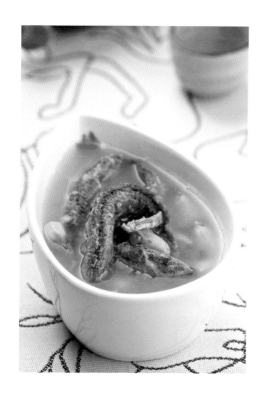

花生仁红豆炖泥鳅

材料 泥鳅600克，花生仁150克，红豆120克，姜适量。

调料 陈皮5克，盐、料酒各适量。

做法 ❶ 将泥鳅清理内脏，洗净，用料酒和盐腌渍10分钟。将花生仁、陈皮、红豆分别浸泡，洗净，沥水，待用。

❷ 泥鳅煎至微黄色，取出沥油。

❸ 将所有材料一同放入锅中，放入足量清水，大火煮沸后，改用小火温煮3个小时，起锅前放入盐调味即可食用。

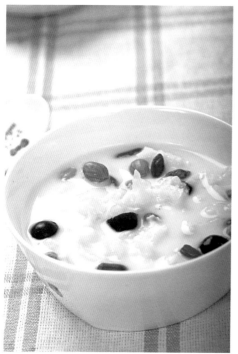

牛奶炖花生

材料 花生100克，牛奶1500毫升，枸杞子20克，银耳10克，红枣2颗。

调料 冰糖适量。

做法 ❶ 银耳泡发，去杂质，洗净，备用；枸杞子、花生、红枣分别洗净，枸杞子、红枣泡软，备用。

❷ 将砂锅置于火上，放入牛奶，加入银耳、枸杞子、红枣、花生和冰糖同煮至花生熟烂时即成。

人参

养心原理 人参可调节神经功能，使紧张造成紊乱的神经功能得以恢复。人参中含有保护心肌细胞的成分，有中枢镇静作用，具有良好的补心作用。

性味归经	性平，味甘、微苦，归脾、肺经
传统功效	补脾益肺，生津

现代研究

◎用于口渴、糖尿病等。

◎用于心悸、失眠、健忘等。

◎用于食欲缺乏、乏力等。

日常妙用

食用

人参2~3片，松仁2颗，黄瓜1根切片，浸蜂蜜水或红糖中。把紫甘蓝切丝，枣去核切碎、松仁切碎，再加入蜂蜜混合做馅，包入人参片和黄瓜片中，卷成卷即可。可以补中益气。

泡茶

酸枣仁20克，人参12克，茯苓30克。将上述材料共研为细末，每次取5~6克，用温水冲泡。代茶频饮。此茶可以缓解咳嗽。

配伍宜忌

✕ 不能与藜芦、五灵脂同用。

✕ 服用人参期间不宜吃萝卜、喝茶。

 ✕ 藜芦   ✕ 五灵脂

人群宜忌

✕ 实证、热证者忌食。

✕ 体质壮实、肝阳上亢湿阻、食滞等实证忌单味药大量服用。

✕ 乳腺炎患者忌食。

当归

养心原理 当归水提取物对多种心律失常都具有明显的对抗作用；当归可减慢心律；当归流浸膏可以使心房不应期延长等都表明当归具有较好的益心作用。

性味归经	性温，味甘、辛，归肝、心、脾经
传统功效	补血调经、活血止痛、润肠通便

现代研究
◎用于面色发黄、头晕眼花、心悸失眠等。
◎用于女性月经不调、痛经、闭经等。
◎用于便秘等。

日常妙用

食用

当归15克，羊肉200克，生姜适量。以上材料加水适量共煮汤，煮熟后喝汤食肉。此汤汤鲜肉嫩，具有补虚温中、活血祛寒的功效，适用于血虚寒凝引起的月经不调、四肢不温、产后腹痛及习惯性流产、风寒感冒等。

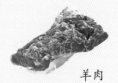
羊肉

泡茶

当归10克，去核大枣10颗，加水煎煮30分钟。吃枣饮汁，每日2次。此茶适用于女性血虚月经不调、面色苍白或暗黄、失眠等。

人群宜忌

❌ 阴虚内热者忌食。

❌ 湿阻中满及大便溏泄者慎服。

❌ 女性崩漏者慎用。

❌ 心功能不全等心脏病患者不宜大量长期服用。

❌ 慢性肠炎、大便泄泻者不宜单味药大量内服生当归。

❌ 低血压患者不宜大量长期服用。

桂圆

桂圆含有大量的铁、钾等元素，能促进血红蛋白的再生，以治疗因贫血造成的心悸、失眠、健忘等。桂圆是补益心脾、养血宁神的良药。

性味归经	性温，味甘，归心、脾经
传统功效	补益心脾、养血安神

现代研究

◎用于心慌、失眠、健忘、乏力等。

◎用于久病体衰、气血不足者。

日常妙用

泡茶

桂圆5克，菊花10克，枸杞子15克。将桂圆取肉，与菊花和枸杞子，同放入杯中，用沸水冲泡，闷15分钟后即可饮用。代茶频饮。此茶可以补血养心。

菊花

桂圆5克，大枣3颗。将大枣去核切碎，与桂圆肉一起放入容器内，用沸水冲泡，加盖闷15~20分钟，饮汁，吃桂圆肉及大枣。每剂泡1次，代茶饮。此茶可以补血养心。

人群宜忌

✓ 心悸、头晕、失眠者宜食。

✓ 神经衰弱、健忘和记忆力低下者宜食。

✓ 年老气血不足、产后妇女体虚乏力者宜食。

✓ 更年期妇女宜食。

✗ 心虚火旺者忌食。

✗ 风热感冒者忌食。

✗ 消化不良、腹胀者忌食。

阿胶

养心原理 阿胶的主要成分有胶原、蛋白质及多种氨基酸，这些成分使其具有良好的补血滋阴、润燥等作用，尤其对心悸、心烦、失眠等症状有良好的缓解作用。

性味归经	性平，味甘，归肺、肝、肾经
传统功效	补血、止血、滋阴润燥

现代研究

◎用于面色发黄、头晕眼花等。

◎用于呕血、便血、咯血、崩漏、妊娠尿血等多种出血病症。

◎用于妊娠期胎动不安、习惯性流产等。

日常妙用

泡茶

阿胶6克，红茶3克。将上述材料用沸水冲泡，待阿胶溶化即可。代茶温饮。每日1剂。此茶可以滋阴补血。

食用

阿胶20克，鸡肉块150克，桂圆肉15克，去核大枣5颗，姜片适量。黄酒、盐、麻油各适量。在炖盅中放入所有材料、适量水，隔水蒸1~2小时，待鸡肉块熟烂后，加所有调料再隔水蒸10分钟即可。

阿胶15克，牛肉100克，米酒20毫升，姜10克，盐、味精各适量。将牛肉去筋切片。与姜、米酒一起放入砂锅，加水适量，用小火煮30分钟，加入阿胶及盐、味精，溶解即可。

人群宜忌

✘ 脾胃虚弱、不思饮食、呕吐泄泻者忌食。

✘ 体内有瘀血阻滞者不宜单味药大量长期服用。

✘ 肾炎、肾功能不全等肾病患者不宜单味药大量长期服用。

五味子

养心原理 五味子含有机酸、维生素、类黄酮、植物固醇及木酚素，五味子也是兼具精、气、神三大补益的少数药材之一，能益气强肝、增进细胞排除废物的效率，因此补心作用较好。

性味归经	性温，味酸、甘，归肺、心、肾经
传统功效	涩精、敛汗

现代研究

◎用于咳嗽、气喘，常与补肾药合用。

◎用于遗精、早泻等。

◎用于口干渴、盗汗等。

日常妙用

泡茶

五味子4克，绿茶1克，蜂蜜25克。将五味子用小火炒至微焦；将五味子、绿茶、蜂蜜用沸水冲泡，闷5分钟。上述材料为单剂的量，可冲泡2～3次，每日饮用2～3次即可。此茶可以宁心安神。

食用

山药100克，大米50克，桂圆肉15克，荔枝8颗，五味子3克。白糖适量。将山药洗净去皮，切成薄片；大米淘洗干净，浸泡至软。山药片与桂圆肉、荔枝、五味子、大米同置锅内，加适量清水煮粥，最后加白糖调味即可。此粥可以补益心肾、安神益智。

选用宜忌

五味子分两个等级。一等品标准为：干货呈规则球形或椭圆形。表面紫红色或红褐色，内有肾形种子1～2粒，果肉味酸。二等品标准为：干货呈不规则球形或椭圆形。表面黑红、暗红或淡红色，皱缩，肉较薄。

人群宜忌

✗ 外有表邪、内有实热者忌食。

✗ 咳嗽初起者忌食。

柏子仁

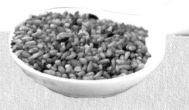

养心原理 柏子仁性平而不寒不燥，味甘而补，辛而能润透心肾，益脾胃；香气透心，体润滋血。主治心神虚怯，有养心血的功效。

性味归经	性平，味甘，归心、肝、脾经
传统功效	养心安神、润肠通便

现代研究

◎用于心慌、失眠等。

◎用于便秘、尤其是老人或产妇便秘等。

日常妙用

食用

柏子仁（去皮、壳、杂质，捣烂）10克，大米100克。大米洗净，与柏子仁共同煮粥。每日进食2次，2～3天为1个疗程。此粥可以养心。

大米

猪瘦肉500克，柏子仁、当归各30克，大枣（去核）6颗，盐适量。将当归、柏子仁用清水浸泡30分钟，洗净备用。猪瘦肉洗净，切成块，汆烫，捞出备用。汤煲或砂锅中加入适量清水，放入浸泡好的柏子仁、当归，中火加热。水热后放入瘦肉块、大枣。汤煲煮沸后转小火煲2小时，关火前加盐调味即可。此汤可以养血安神、生发。

人群宜忌

❌ 肺气上浮者忌食。

❌ 胃虚欲吐者忌食。

❌ 大便滑泄者忌食。

❌ 柏子仁甘缓滋润，痰多者不宜服用。

❌ 孕妇不宜长期大量服用。

灵芝

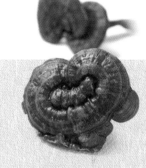

养心原理 灵芝可以扩张冠状动脉，增加冠状动脉血流量，改善心肌微循环，增强心肌氧和能量的供给，因此对心肌缺血具有缓解作用。

性味归经	性微温，味甘，归心、脾、肺经
传统功效	补气安神、止咳平喘

现代研究　用于虚劳、头昏、咳嗽气喘、消化不良、体虚乏力、饮食减少、失眠健忘、高血压、高脂血症、冠心病、慢性肝炎、恶性肿瘤等。

日常妙用

食用	冬瓜1000克，灵芝1棵，海米30克，鸡汤1500毫升。葱段、姜片、盐各适量。海米冲洗干净，用清水浸泡20分钟备用。冬瓜去皮，然后纵向切成8块，再把每一块横切，去掉瓜瓤，最后分切成2~3厘米厚的块。把全部食材放入汤煲中，加入鸡汤，汤煮沸后，转小火，继续煲30~40分钟，最后加入适量盐，转为大火煲5分钟即可。以上为正常的3人份，个人可根据自己的食量分2~3次食用完。此汤可以镇静安神。
泡茶	灵芝15~20克，大枣60克，水煎后加蜂蜜4克，久服可提高机体免疫力，并抑制癌细胞生长。
选用宜忌	好的灵芝实体柄短、肉厚、菌盖的背部或底部用放大镜观察能看到管孔部位呈淡黄或金黄色，呈白色的次之，呈灰白色而且管孔较大的则最次。
人群宜忌	⊘ 失眠、消化不良、咳嗽气喘、老年性支气管炎患者宜食。

丹参

养心原理 丹参能改善血液循环和微循环，具有明显的抗血栓形成和溶解血栓的效果，对心肌有保护作用，还有降脂和抗动脉粥样硬化作用。

性味归经	性微寒，味苦，归心、肝经
传统功效	活血调经、祛瘀止痛

现代研究

◎用于月经不调、闭经、痛经、产后瘀滞腹痛。

◎用于血瘀心痛、脘腹疼痛。

◎用于皮肤溃疡肿痛。

日常妙用

泡茶

丹参15克，冰糖适量。取丹参，加适量水，煎煮20分钟，去渣取汁。加冰糖调味，微甜即可。此茶可宁心安神、活血化瘀。

丹参9克，绿茶3克。丹参研成细末，与绿茶同用沸水冲泡闷5分钟后即可。每日1剂，多次服用。此茶可以缓解冠心病的症状。

食用

川贝、海带末、丹参各15克，薏仁30克，冬瓜60克，红糖适量。川贝、丹参煎汤后去渣，留汁；冬瓜洗净，切小块，再加入薏仁、海带末、红糖一同煮粥，可随时食用。

人群宜忌

❌ 脑出血等出血性疾病患者忌食。

❌ 孕妇、先兆流产者禁大量久服。

❌ 低血压患者不宜大量长期服用。

❌ 低血糖患者不宜大量长期服用。

玫瑰羊心藏红花方

组成	鲜玫瑰花50克，羊心1个，藏红花6克，盐适量。
做法	玫瑰花洗净，捣烂取汁，与藏红花一起加水略煮，滤渣备用。羊心洗净，切成片，串成串，反复蘸取玫瑰花汁进行烤制，至羊心熟透即可。
用法	佐餐食用。

猪心方

组成	猪心1个，葱、姜、豆豉、酱油、甜面酱、黄酒各适量。
做法	猪心洗净，入锅，加入其余材料和适量水，小火炖至猪心熟烂，取出晾凉后切片即可。
用法	佐餐食用。

淡豆豉猪心方

组成	猪心1个，淡豆豉15克，葱白、生姜、酱油、香油各适量。
做法	猪心洗净，切片。锅中加清水、淡豆豉煮10分钟左右，下入猪心片煮至熟，捞出装盘，加葱白、生姜、酱油、香油拌匀即可。
用法	佐餐食用。

牛奶益心方

组成	牛奶250毫升。
做法	将牛奶加热。
用法	温服，每日1次，睡前30分钟服用效果佳。

桂圆枸杞鸡蛋方

组成	桂圆肉50克，枸杞子40克，桑葚30克，熟鸡蛋1个，白糖适量。
做法	熟鸡蛋去壳。桂圆肉、枸杞子、桑葚入砂锅，加1000毫升清水，小火煎至水剩300毫升时，加入去了壳的鸡蛋煮10分钟，加白糖调味即可。
用法	饮汤，吃鸡蛋。

枸杞鹧鸪方

组成	鹧鸪（人工养殖）1只，枸杞子50克，杜仲7克，干黑木耳、干香菇各15克，料酒、盐、味精、胡椒粉、姜片、葱段、鸡汤各适量。
做法	鹧鸪宰杀、治净，斩去爪，入沸水锅中汆烫去除血水，捞出洗净，切成块备用；杜仲洗净，刮去老皮；枸杞子洗净；黑木耳、香菇泡发，去杂质，洗净。锅中倒入鸡汤，放入鹧鸪块、杜仲、枸杞子、料酒、盐、味精、胡椒粉、姜片、葱段，小火炖至肉烂，放入黑木耳、香菇煮沸，拣出姜、葱、杜仲即可。
用法	饮汤吃肉。

莲子百合粥

组成	莲子30克，百合60克，粳米250克，白糖适量。
做法	所有材料洗净，加水煮粥，最后加白糖调味。
用法	佐餐食用。

百合粥

组成	百合粉30克，粳米100克，冰糖适量。
做法	粳米洗净，入锅中，加入百合粉、冰糖和适量水同煮成粥。
用法	佐餐食用。

合欢花粥

组成	合欢花15克，粳米50克，百合30克。
做法	将上述材料洗净，加水煮粥即可。
用法	佐餐食用。

百合

葛根粥

组成	葛根粉30克，粳米60克。
做法	粳米洗净，入锅中，加入葛根粉和适量水同煮成粥。
用法	佐餐食用。

葛根

桑葚百合饮

组成	鲜桑葚100克，鲜百合50克。
做法	将桑葚、百合洗净，加水煎煮即可。
用法	每日1剂。

大枣茯神小米粥

组成	大枣5颗，茯神10克，小米50克。
做法	茯神水煎取汁，与大枣、小米一起煮成粥。
用法	每日2次，早晚温服。

大枣

三花茶

组成	合欢花、绿梅花各2朵，玫瑰花5朵。
做法	将合欢花、绿梅花、玫瑰花洗净，放入杯中，冲入沸水，加盖闷泡10分钟即可。
用法	代茶饮用。

玫瑰花

甘麦大枣汤

组成	甘草20克，小麦100克，大枣10颗。
做法	甘草去杂质，加500毫升清水煎至200毫升，滤渣取汁。大枣、小麦洗净，入锅，加适量水煮至小麦熟，倒入甘草汁煮沸即可。
用法	空腹温饮。

玉竹猪心方

组成	玉竹30克，猪心1个，盐适量。
做法	玉竹洗净，水煎取汁。猪心洗净，切片，入锅，加玉竹药汁煮熟，加盐调味即可。
用法	佐餐食用。

玉竹

大枣葱白饮

组成	大枣20颗，葱白10克。
做法	大枣洗净，对半切开，去核，入锅，加葱白、适量水煎煮至沸腾15~20分钟，滤渣取汁。
用法	每晚1次，温服。

百合糯米粥

组成	鲜百合30克，糯米50克，冰糖适量。
做法	百合洗净，剥成瓣备用。糯米洗净，加水煮粥，待粥将熟时加入百合同煮至熟，加冰糖调味即可。
用法	每日2次，早晚温热服食。

莲子粥

组成	粳米60克，莲子粉15~20克。
做法	粳米淘洗干净，入锅，加适量水、莲子粉煮成粥。
用法	佐餐食用。

莲子

柏子仁粥

组成	柏子仁15克，粳米100克，蜂蜜适量。
做法	柏子仁去壳，洗净，捣烂。粳米洗净，入锅，加适量水和柏子仁，用慢火煮至粥成，带粥变温时加入蜂蜜调匀即可。
用法	佐餐食用。

竹叶栀子豆豉茶

组成	竹叶10克，栀子花3克，淡豆豉10克。
做法	将竹叶、栀子花、淡豆豉加水煎煮，滤渣取汁。
用法	代茶饮用。

关注心血管疾病 食疗更放心

风湿性心脏病

风湿性心脏病又叫风湿性心瓣膜病，简称"风心病"。本病系风湿性心肌炎在心瓣膜上遗留下的瘢痕所致的后遗症，引起心脏瓣膜狭窄或关闭不全所出现的一组症候群。多见于20～40岁的青壮年，女性多于男性。本病在患病初期没有什么明显症状，后期则表现为心悸气短、乏力、咳嗽、肢体水肿、咳粉红色泡沫痰，直至心力衰竭而死亡。

☙ 食疗要点

◎饮食应以清淡为主，减少高脂肪饮食，少吃苦寒、辛辣性食物，严格控制盐的用量。戒除烟酒、浓茶和咖啡。

◎进行适当的运动以增加心脏的代偿能力，增进食欲，增强体质，达到预防感冒和感染的目的。经常到室外呼吸新鲜空气，提高身体对外界气候变化的适应能力。

◎很多风湿性心脏病患者精神紧张、情绪激动时，会突然发生心动过速，从而增加心脏的负担，造成心功能不全，因而平时要宽心静气、淡泊守神。

☙ 特效对症食材与中药

黄精

现代研究发现，黄精醇提取物可增强心脏收缩力，增加冠脉流量，改善血液流变学参数和动脉粥样硬化病灶。

☙ 特效对症小偏方

海带薏仁方

组成	海带、薏仁、鸡蛋、食用油、味精、盐、胡椒粉各适量。
做法	海带洗净、切条，与薏仁、水入高压锅中炖至薏仁、海带烂熟。锅中加食用油烧热，下鸡蛋炒熟，倒入海带薏仁汤，加入盐、胡椒粉稍煮，加味精即可。
用法	佐餐食用。
功效	适宜风湿性心脏病患者食用。

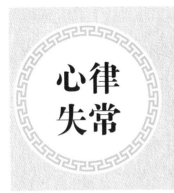

心律失常指心律起源部位、心搏频率与节律以及冲动传导等任一项发生异常。本病常见于各种原因的心脏病患者，少数类型也可见于无器质性心脏病的正常人。其临床表现是突然发生的规律或不规律的心悸、胸痛、眩晕、心前区不适感、憋闷、气急、手足发凉和晕厥，甚至神志不清。有少部分心律失常患者可无症状而仅有心电图改变。如果有以上症状，须及时到医院心血管专科就诊。

食疗要点

◎严禁吸烟、饮酒、喝浓茶或咖啡。

◎适宜多吃绿色蔬菜、豆类、鱼类等。

特效对症食材与中药

菠菜

菠菜中含有营养血管的叶酸。有研究指出，血液中叶酸浓度低者，患心血管疾病的概率就会增大。对于心律失常患者来说，摄取充足的叶酸来维持血管结构的完整与健康是非常必要的。

特效对症小偏方

酸枣仁粥

组成	酸枣仁30~45克，粳米100克。
做法	将酸枣仁捣碎，入锅中加水煎煮，滤渣取汁。粳米淘净，加水煮至半熟时，倒入酸枣仁药汁，煮至粥熟即可。
用法	晚餐时温热服食。
功效	适用于心律失常。

人参粥

组成	人参末3克，粳米100克，冰糖少许。
做法	粳米淘净入锅，加水、人参末、冰糖煮成粥。
用法	早晚空腹分服。
功效	适用于心律失常。

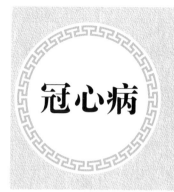

冠心病是"冠状动脉粥样硬化性心脏病"的简称，是指因冠状动脉狭窄或阻塞，供血不足而引起的心肌功能障碍或器质性病变，故又称缺血性心肌病。冠心病是一种最常见的心脏病，其典型症状为胸骨后压榨性的疼痛，并可放射至颈、颌、手臂、后背及胃部。冠心病严重威胁着患者的生命，因此一旦确诊，就要及早医治。

食疗要点

◎降低摄入胆固醇量，少吃高胆固醇、高脂肪食物，多吃高维生素、高纤维的食物。

◎烹调尽量少盐、少动物油；注意戒烟、禁酒；含糖饮料也尽量少喝。

特效对症食材与中药

香蕉

香蕉能促使大脑分泌更多的内啡肽，能够使人心情愉悦，防治抑郁和情绪不安，同时香蕉中含有的氨基酸还具有镇静宁心的作用。

猕猴桃

猕猴桃的营养成分非常多元，有矿物质钙、镁、钾，不仅能帮助睡眠、缓和情绪，还可以调整心情，降低血压，适宜冠心病患者食用。

特效对症小偏方

豆腐浆粥

组成	新鲜豆腐浆适量，粳米90克，冰糖少许。
做法	粳米洗净，入锅，倒入豆腐浆，大火煮沸后转小火煮至粥成，最后加冰糖调味即可。
用法	佐餐食用。
功效	适宜血管硬化症、高血压、冠心病等患者食用。

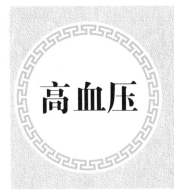

高血压

高血压是以动脉血压升高为主要表现，并伴有脑、心、肾功能障碍和病理改变的全身性疾病。高血压已成为威胁人类健康的重要疾病，它是诱发冠心病的主要危险因素。除继发性高血压外，若成人收缩压≥140毫米汞柱，舒张压≥95毫米汞柱，并伴有头痛、头晕、耳鸣、健忘、失眠、心悸等症状即可确诊。

食疗要点

多吃高钾、高钙、高镁的食品，例如，含钾丰富的土豆、芋头、茄子；含钙丰富的牛奶、虾皮、绿色蔬菜；含镁丰富的小米、豆类、豆制品等。

特效对症食材与中药

芹菜

芹菜含酸性的降压成分，可使血管扩张，能对抗尼古丁、山梗茶碱引起的升压反应，从而降低血压。

荞麦

对高血压患者来说，荞麦含有大量的芦丁成分，能保护微血管，抑制使血压上升的酶的活性，从而有效降低血压。

猴头菇

猴头菇中含有大量的不饱和脂肪酸，它能降低胆固醇和三酰甘油，进而调节血脂，降低血压。

特效对症小偏方

海带决明汤

组成	海带30克，草决明15克。
做法	海带洗净，浸泡2小时，连水一起倒入锅中，加入草决明煎煮1小时以上。
用法	饮汤，吃海带。病情轻者每日1剂，严重者每日2剂。
功效	适用于高血压。

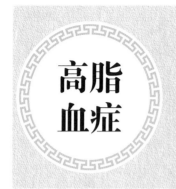

高脂血症

高脂血症是指人体脂肪代谢或运转异常使血浆中的一种或多种脂质的浓度高于正常值。本病的发生首先与膳食有关。事实证明，食用过多的动物脂肪，胆固醇会升高。其次是精神因素，紧张的脑力劳动会使血中胆固醇升高。再次是内分泌因素，由于垂体激素、肾上腺皮质激素、甲状腺素、性激素等影响了脂肪代谢。

食疗要点

◎饮食宜清淡。可适当增加一些具有降血脂、降胆固醇作用的食物，如豆类食品、大蒜、洋葱、山楂、灵芝等。

◎可多吃鱼和一些贝类，少吃蛋黄、动物内脏等胆固醇含量高的食物。忌食含糖较多的糕点、罐头、中草药糖浆等。还应戒烟酒。

◎选择慢跑、散步、做操、打太极拳等，以消耗脂肪，降低体重和血脂。

特效对症食材与中药

牡蛎

牡蛎所含的蛋白质中有大量的氨基酸，氨基酸可降低血液中胆固醇的浓度，加上牡蛎还有抑制血小板凝聚、降低血脂的作用，因而十分适合高脂血症患者食用。

海带

海带中含有的昆布素和多糖类，有清除甘油三酯的作用；海带所含的大量的碘能促进脂肪酸的代谢，从而有效降低人体血脂含量；海带中的膳食纤维能促进胆固醇的排泄。

特效对症小偏方

玉米粉粥

组成	玉米粉、粳米各适量。
做法	玉米粉加适量水调成糊，备用。粳米淘净，加水煮沸，倒入玉米粉糊同煮至熟即可。
用法	每日1次，当晚餐食用。
功效	适用于高脂血症。

第七章
健脾食疗经

南瓜

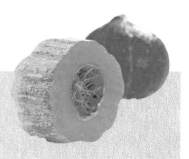

健脾功效 南瓜所含的果胶可以保护脾胃免受粗糙食品刺激，促进溃疡愈合，保护胃黏膜，帮助消化。脾胃虚弱者可以经常食用。

性味归经	性温，味甘，归脾、胃经
传统功效	解毒杀虫、防癌抗癌

现代研究

◎降低血糖，预防、改善糖尿病：南瓜含有丰富的微量元素钴，钴能活跃人体的新陈代谢，改善造血功能，并参与人体内维生素B12的合成，是人体胰岛细胞所必需的微量元素，对降低血糖有很好的作用。
◎减肥：由于南瓜是一种低脂肪、低热量、低糖类食物，因此是减肥的理想食品，被人们称为"减肥良药"。

黄金搭配

◎南瓜+猪肉=预防和改善糖尿病
◎南瓜+山药=提神补气、强肾健脾
◎南瓜+莲子=增强人体机能
◎南瓜+绿豆=补中益气，清热生津

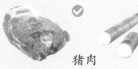
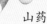

猪肉　　　　　山药

食用指南

如发现南瓜表皮有溃烂或切开后有酒精味，则不宜食用。

人群宜忌

- 胃溃疡患者宜食。
- 下肢溃疡患者宜食。
- 肥胖者宜食。
- 高血压、冠心病患者宜食。

南瓜薏仁粥

材料 米饭1碗，南瓜100克，鸡蛋1个（取蛋清），薏仁40克，枸杞子10克，葱1根。

调料 高汤、盐各适量。

做法 ❶ 材料洗净。葱切末；南瓜切片，汆烫后捞起；薏仁于沸水中煮30分钟后捞出；鸡蛋打散取蛋白。

❷ 高汤入锅，加入南瓜片熬至入味后捞出，留汤汁，加米饭和薏仁煮匀。

❸ 加盐调味，倒蛋清搅匀，盛入碗中再排上南瓜片，最后撒枸杞子与葱末即可。

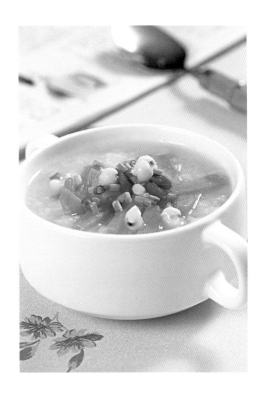

桂花南瓜糕

材料 南瓜块300克，吉利丁片10克。

调料 桂花蜜适量。

做法 ❶ 南瓜块入锅蒸熟，捣成泥，加泡软的吉利丁片拌匀成南瓜糕，放入冰箱冷藏。

❷ 将凝固好的南瓜糕取出，用小刀在周围划一圈，倒入凉开水让其渗入，再将多余的水倒掉，将南瓜糕倒扣出来，切小块，淋入桂花蜜即可。

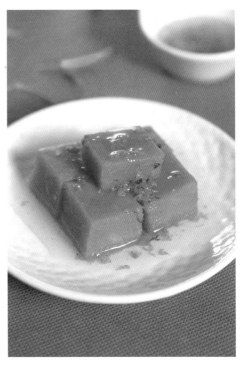

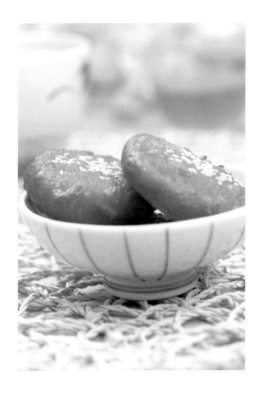

南瓜饼

材料 南瓜500克，芝麻少许。

调料 红薯淀粉150克，白糖适量。

做法 ❶ 将南瓜去皮及瓤，洗净，切片，入蒸锅中蒸熟。

❷ 将蒸熟的南瓜片取出，放入容器中捣碎成泥，加入红薯淀粉、白糖搅拌均匀成南瓜粉团。

❸ 把南瓜粉团分成数个大小均匀的小圆球，然后用手逐一压成扁平状，再蘸上少量芝麻。

❹ 将油锅烧热，下入南瓜饼，以小火煎炸至香酥即可装盘。

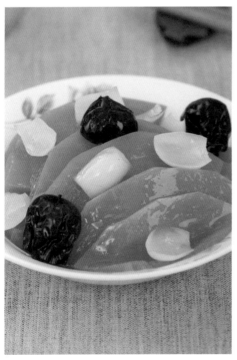

百合蒸南瓜

材料 南瓜350克，百合2个，大枣5颗。

调料 白糖适量。

做法 ❶ 将南瓜洗净去皮及瓤，切厚片后装置盘中，撒上适量白糖，备用。

❷ 将百合洗净，去除褐色的部分，放到南瓜片上；大枣泡软后也放到南瓜片上。

❸ 将南瓜、百合、大枣放入蒸锅中隔水蒸，先调成大火，待其有香味后再改小火蒸25分钟即可出锅。

木瓜

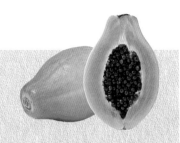

健脾功效 木瓜中的木瓜蛋白酶可将脂肪分解为脂肪酸。木瓜中还含有一种酶，能消化蛋白质，有利于人体对食物进行消化和吸收，所以有健脾消食的功效。

性味归经	性温，味酸，归肝、脾经
传统功效	平肝舒筋、和胃化湿

现代研究

◎补充营养，提高免疫力：木瓜中含有大量水分、糖类、蛋白质、脂肪、多种维生素及多种人体必需的氨基酸，可有效为人体补充养分，增强身体的抗病能力。

◎通乳：木瓜中的凝乳酶有通乳作用；番木瓜碱具有抗淋巴性白血病功效，所以可用于通乳及辅助治疗淋巴性白血病（血癌）。

◎预防大肠癌，通便：木瓜中含有β－隐黄素，是一种强力抗氧化剂，能有效预防大肠癌；木瓜中的大量膳食纤维，可减少食物残渣留在大肠中的时间，因而具有通便的作用。

黄金搭配

◎木瓜+带鱼=营养美味、能解决产后少乳的问题

◎木瓜+大枣=调节人体内分泌、促进新陈代谢

◎木瓜+牛奶=消除疲劳、润肤养颜

◎木瓜+莲子=清心润肺、健胃益脾

◎木瓜+玉米=预防慢性肾炎和冠心病等

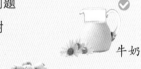

牛奶

莲子

选用宜忌

表面出现黑点的木瓜，多半说明它已经变质，丧失了原有的甜度和香味，最好不要购买。

人群宜忌

✓ 萎缩性胃炎、消化不良、肥胖者以及产后少乳的女性宜食。

✓ 风湿性筋骨痛、跌打扭挫伤患者可多食。

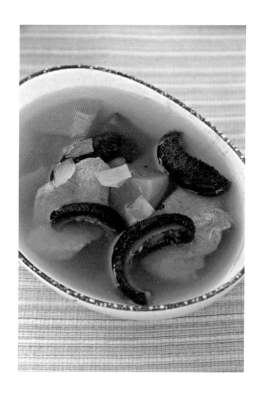

海参木瓜煲

材料 海参200克，猪瘦肉100克，木瓜块、姜片各适量。

调料 盐适量。

做法 ❶ 海参入清水中浸泡至发，洗净，切块，备用。

❷ 猪瘦肉洗净，切片，入沸水中汆烫后捞出。

❸ 锅置火上，加入适量清水，放入猪瘦肉片、海参块、木瓜块、姜片，大火煮沸后转小火煮1.5小时，最后加盐煮30分钟即可。

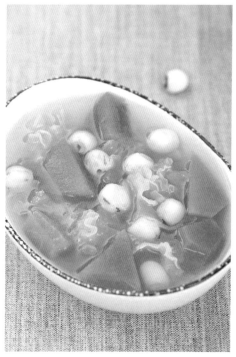

莲子银耳木瓜羹

材料 木瓜1个（约500克），水发银耳30克，莲子适量。

调料 冰糖适量。

做法 ❶ 木瓜洗净，去皮、籽后切小块备用。

❷ 银耳最好用温水泡至完全回软，洗净，撕成小朵备用。

❸ 莲子去心洗净。

❹ 锅内放水，加入木瓜块、银耳、莲子、冰糖，先用大火烧开，改小火煲1～2小时即可。

厨房妙招 此羹所用的冰糖也可用蜂蜜代替，别有一番滋味。

木瓜刀豆瘦肉汤

材料 刀豆、猪瘦肉各100克，木瓜50克。

调料 盐、料酒、鸡精、水淀粉各适量。

做法 ❶ 将猪肉洗净，切成薄片，放入碗中，加盐、水淀粉抓匀，腌渍片刻；木瓜洗净，去籽，切成片；刀豆洗净。

❷ 锅中加适量清水，放入刀豆与木瓜片，煎煮30分钟，取汁。

❸ 砂锅中倒入做法❷中的汤汁及材料，加入猪肉片，大火煮沸，烹入料酒，煮至材料全部熟软后，加入盐、鸡精，搅拌均匀即可。

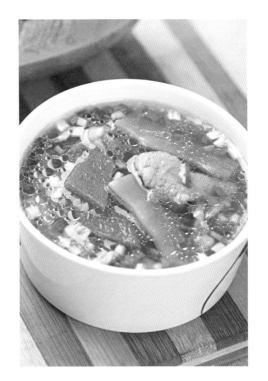

木瓜玉米奶汁

材料 木瓜100克，熟玉米100克，热牛奶300毫升。

调料 冰糖（或蜂蜜）适量。

做法 ❶ 木瓜洗净，去皮及籽，切成2厘米见方的小块。

❷ 搓下煮熟的玉米粒，与木瓜块一同放入榨汁机中，冲入热牛奶榨汁，再加入冰糖或蜂蜜调味即可。

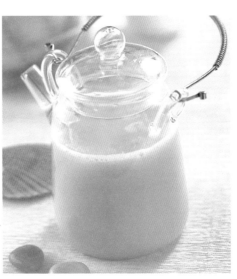

厨房妙招 成熟的木瓜可直接拿来当水果吃。没成熟的可以去皮切成丝，放入少许盐拌一会然后加入白醋和白糖辣椒酱，2小时后就是一道美味的小菜了。

玉米

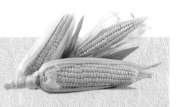

健脾功效 玉米为黄色健脾食物中的杰出代表，其含有大量的植物纤维素，能加速排出体内毒素，具有健脾、促进消化、恢复精力、补充元气的功效。

性味归经	性平，味甘，归胃、肾经
传统功效	健脾开胃

现代研究

◎降胆固醇，降血压，软化血管：玉米中含有的亚油酸、卵磷脂和维生素E等营养素具有降低胆固醇、降低血压、软化血管的作用，还能降低冠心病的发生率，并有抗血管硬化的作用。

◎缓解脑功能衰退：玉米中含有的维生素E有促进细胞分裂、调整神经系统功能、延缓脑功能衰退的作用。

◎延缓衰老，抗皱美容：平时多吃玉米不仅能够调节人体新陈代谢、延缓衰老，还能起到嫩滑肌肤、抑制皱纹产生的作用。

黄金搭配

◎玉米+豆类=保护心脏
◎玉米+松子=预防胆固醇过高

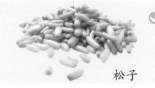

松子

食用指南

◎玉米发霉后会产生致癌物，所以发霉的玉米绝对不能食用。
◎玉米胚尖集中了主要的营养成分，吃玉米的时候一定要把玉米粒中含大量维生素E和不饱和脂肪酸的胚尖全部吃下，这样效果才更好。

人群宜忌

✓ 习惯性便秘患者宜食。
✓ 慢性肾炎水肿患者宜食。
✗ 肠胃功能较差者、糖尿病患者慎食。

甜味玉米粳米粥

材料 玉米粉80克，葱、姜共10克，粳米100克。

调料 白糖适量。

做法 ❶ 将粳米用清水淘洗干净，除去杂质后放入锅内；玉米粉放入大碗中，加冷水溶和调稀，倒入粳米锅内，再加适量水。

❷ 将葱、姜分别洗净，葱切花，姜切末，备用。

❸ 将盛有粳米和玉米粉的锅置大火上熬煮，边煮边搅动，防止煳锅，至快熟时加姜末、葱花、白糖调味即成。

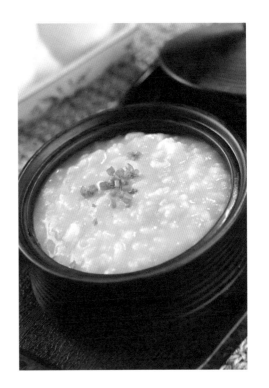

玉米蔬菜汤

材料 玉米、白萝卜各100克，胡萝卜、黑木耳各30克，油菜、姜片各适量。

调料 香油、盐、胡椒粉各少许。

做法 ❶ 玉米洗净切段；白萝卜、胡萝卜洗净，切块；黑木耳撕小朵；油菜洗净，备用。

❷ 取锅加入水煮沸，放入姜片、白萝卜块、胡萝卜块、玉米块、黑木耳，煮20分钟。

❸ 再放入油菜和调料煮入味即可。

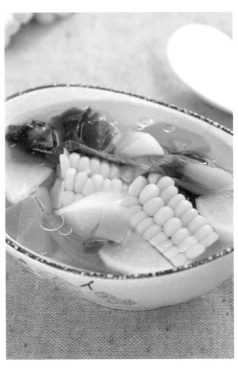

玉米炒鸡蛋

材料 玉米罐头100克，鸡蛋3个，洋火腿50克，胡萝卜、青豆、葱适量。

调料 A：盐、水淀粉各适量；B：盐少许，水淀粉适量。

做法 ① 玉米粒沥干；鸡蛋打散，加入调料A搅匀；火腿、胡萝卜切丁；葱洗净切葱花。

② 油锅烧至八成热，放入鸡蛋液炒至凝固时盛出。

③ 另起油锅，放入葱花炒香，放入玉米粒和火腿丁、胡萝卜丁、青豆炒香，加入炒好的鸡蛋、调料B及少许水炒匀，盛入盘内，撒入葱花点缀即可。

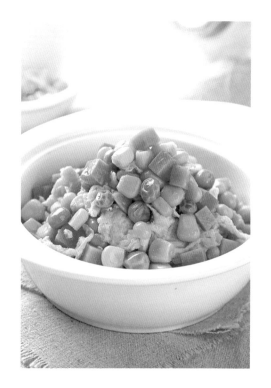

香菇玉米饼

材料 烫面团1份，香菇3朵，玉米粒半杯，洋菇5朵，笋丁适量。

调料 酱油、糖、淀粉各2小匙，盐适量，香油1小匙。

做法 ① 洋菇洗净切末；香菇水发，洗净切末，再用热油炒香，加入酱油、糖及半杯水，煮沸后改小火焖5分钟，加入笋丁及洋菇末再煮5分钟，然后加盐调味，再用水淀粉勾芡，盛入碗内，加入玉米粒，最后再淋上香油拌匀成馅料。

② 面团搓成长条，分15等份，擀成圆薄片，放入馅料，再包成三角形的馅饼。

③ 油锅烧热，放入馅饼，以中火煎至金黄色即可。

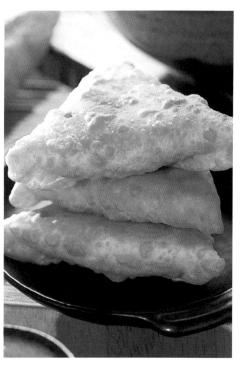

香蕉

健脾功效 香蕉中含有大量糖类、膳食纤维等营养物质，而且香蕉还能缓解胃酸对胃黏膜的刺激，也是脾胃功能不佳者理想的食疗佳果。

性味归经	性寒，味甘，归肺、大肠经
传统功效	纤体美肤、滋养肠胃

现代研究

◎改善情绪，减缓病痛及压力：香蕉含能帮助大脑产生5-羟色胺的物质，可以使人的心情变得安宁、快乐，甚至可以减轻疼痛；同时，香蕉能帮助人体制造"开心激素"，减轻心理压力，解除忧郁。此外，香蕉还有镇静作用。

◎防癌：香蕉中含有丰富的镁，而镁有预防癌症的作用。

黄金搭配

◎香蕉+冰糖=润肠祛燥、止咳生津

◎香蕉+银耳=养阴润肺、生津整肠

◎香蕉+猪肉=营养更全面，促进儿童成长

◎香蕉+燕麦=提高血清素含量、改善睡眠

◎香蕉+牛奶=改善睡眠

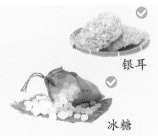

银耳

冰糖

人群宜忌

✔ 口干舌燥、咽干喉痛者宜食。

✔ 上消化道溃疡、大便干燥、痔疮患者宜食。

✘ 便溏者不宜多食。

✘ 胃酸过多、急慢性肾炎者慎食。

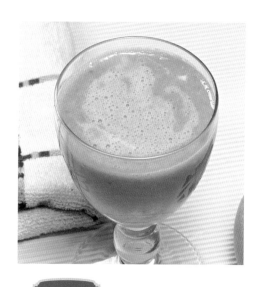

香蕉芒果汁

材料 新鲜香蕉1根，芒果1个，豆浆350毫升。

做法 ❶ 芒果去皮后，取果肉，切块放入榨汁机中。

❷ 香蕉剥皮切成小段也放入榨汁机中，最后将豆浆倒入，一起搅打均匀即可。

厨房妙招 香蕉在冰箱中存放易变黑，应把香蕉放进塑料袋里，再放一个苹果，尽量排出袋子里的空气，扎紧袋口，放在家里温度适宜的地方，这样做，香蕉至少可保存7天以上。

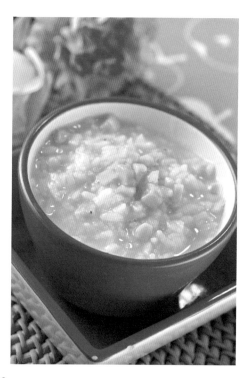

香蕉冰糖粳米粥

材料 香蕉2根（约300克），粳米100克。

调料 冰糖适量。

做法 ❶ 将香蕉剥去外皮，撕掉筋，切成丁；粳米淘洗干净。

❷ 取锅放入清水、粳米，先用大火煮沸后再用小火熬煮，待粥将成时，加入香蕉丁、冰糖略煮即可。

厨房妙招 可以在此粥中加入泡发的枸杞子，这样煮出来的粥会更加有营养。

香蕉百合银耳汤

材料 银耳15克，鲜百合120克，香蕉2根，枸杞子少许。

调料 冰糖适量。

做法 ❶ 将银耳浸水泡软，去蒂，撕成小朵；百合洗净，去蒂；香蕉去皮切成薄片。

❷ 将银耳放入碗中，倒入适量清水，放入蒸笼内蒸半个小时。

❸ 将百合、香蕉片和蒸好的银耳放入炖盅中，加入冰糖及水，再放入蒸笼中蒸半个小时，撒枸杞子点缀即可。

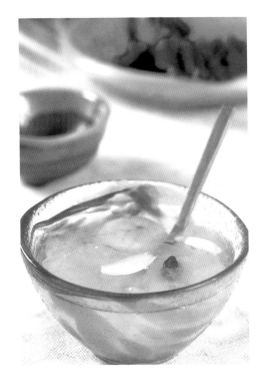

奶油杏仁香蕉

材料 香蕉2根，杏仁适量。

调料 奶油、柠檬汁、丁香粉各适量。

做法 ❶ 香蕉剥皮切开；杏仁弄碎。

❷ 柠檬汁均匀滴在香蕉上面，再均匀地刷上奶油；撒上丁香粉和碎杏仁。

❸ 最后，放入烤箱中烤熟即可。

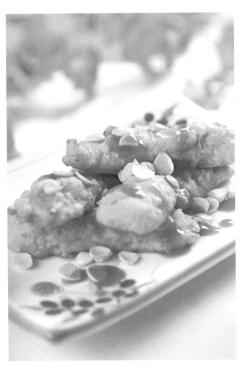

小米

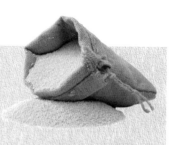

健脾功效 小米是五谷之首，也是五谷中营养最全面的。经常食用小米可以起到调理脾胃、预防呕吐等作用。小米因富含维生素B$_1$、维生素B$_2$等，所以具有预防消化不良的功效。

性味归经	性微寒，味甘，归胃经
传统功效	健胃除湿、和胃安眠、滋养肾气

现代研究

◎维持人体正常的生长发育：小米中所含的维生素B$_2$能维持人体正常发育，孕妇常食小米不仅可以及时补充维生素B$_2$，还有助于避免胎儿骨骼畸形。小米中还含有铜，而孕妇摄入足够量的铜，能避免早产，使胎儿发育健全。

◎滋阴养血：小米中所含的类雌激素物质具有滋阴养血的功能，可使产妇虚寒的体质得到有效的调养，帮助她们恢复体力。

黄金搭配

◎小米+红糖=健脾胃、补虚损

◎小米+南瓜=补脾胃、益气血

◎小米+大米=补中益气

◎小米+桑葚=对心血管疾病有预防和改善作用

◎小米+鸡蛋=促进蛋白质的吸收

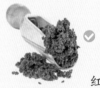

红糖

食用指南

淘洗小米时切忌过分淘洗，因为小米外层的米糠中也含有丰富的营养物质，淘洗次数过多会导致营养素流失。

人群宜忌

◎ 孕产妇宜食。

◎ 便秘患者宜食。

◎ 食欲缺乏者宜食。

✗ 气滞患者忌食。

红糖苹果小米粥

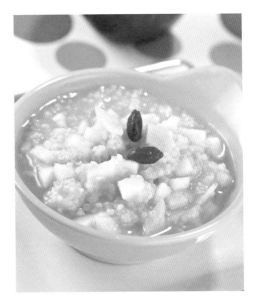

材料 苹果1~2个，小米100克，水发枸杞子少许。

调料 红糖适量。

做法 ① 将苹果洗干净，去掉核，切小块；将小米洗干净。

② 将苹果块和小米一起用水煮至糊状，调入红糖，撒入枸杞子即可。

厨房妙招 小米最好用自来水不断冲洗，流动的水可避免农药渗入小米中。清洗后浸泡30分钟，再煮粥。

胡萝卜小米粥

材料 胡萝卜50克，小米150克，枸杞子适量。

调料 盐、味精各适量，香油少许。

做法 ① 将胡萝卜洗净，切成均匀的小丁；小米淘洗干净。

② 锅内加水，放入小米，大火烧沸后改用小火熬成粥。

③ 待粥煮至八成熟时加入胡萝卜丁，再煮至粥熟，放入盐、味精、香油搅匀，撒上枸杞子即可。

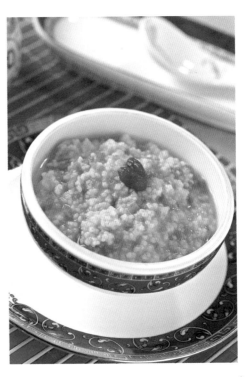

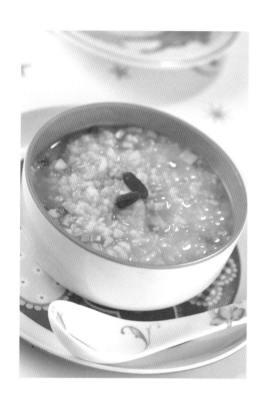

鲜菇小米粥

材料 小米200克，大米、草菇各100克，水发枸杞子少许。

调料 盐适量。

做法 ① 将小米和大米分别淘洗干净，用冷水泡30分钟；将草菇洗净，在沸水中汆烫一下，捞出沥干水分，而后切丁。

② 将冷水倒入锅中，放入小米和大米，先用大火煮开，然后用小火熬煮，片刻后放入草菇丁。最后放盐调味，搅匀后撒上些枸杞子即可盛碗食用。

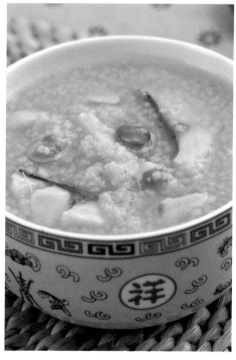

鲢鱼小米粥

材料 鲢鱼肉150克，丝瓜仁10克，小米大半杯。

调料 盐适量。

做法 ① 小米淘洗干净，与适量水一同放锅中煮成粥。

② 鲢鱼肉处理干净，切片。

③ 待粥煮沸，放入鱼片及丝瓜仁再煮，至鱼熟米软，加盐调味即可。

厨房妙招 鱼肉下锅后不要搅拌，以免鱼肉变碎，鱼刺出来，影响口感。

黄豆

健脾功效 黄豆中的蛋白质在量和质上均可与动物蛋白相媲美。黄豆具有补脾益气、清热解毒的功效，因此脾胃功能不佳的人可以经常食用。

性味归经	性平，味甘，归脾、胃经
传统功效	消热解毒、补脾益气

现代研究

◎延缓衰老：经常食用黄豆及豆制品之类的高蛋白食物，能营养皮肤、肌肉和毛发，使皮肤润泽细嫩，富有弹性，肌肉丰满而结实，毛发乌黑而光亮，有助于延缓衰老。

◎改善大脑功能，缓解更年期综合征：黄豆中所含的卵磷脂是脑细胞组成的重要部分，常吃黄豆对增强和改善大脑机能，以及缓解更年期综合征症状有较好的功效。

◎预防缺铁性贫血：黄豆含铁量多，并且易为人体吸收，对儿童生长发育及预防缺铁性贫血非常有益。

黄金搭配

◎黄豆+胡萝卜=促进毒素排出
◎黄豆+大枣=补血
◎黄豆+茼蒿=缓解更年期综合征
◎黄豆+猪肉=促进儿童成长

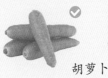
胡萝卜

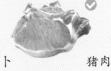
猪肉

人群宜忌

✅ 适宜肥胖者宜食。
✅ 适宜高血压、糖尿病患者宜食。
❌ 胃寒和腹泻者慎食。
❌ 痛风、尿酸过高者要慎食。

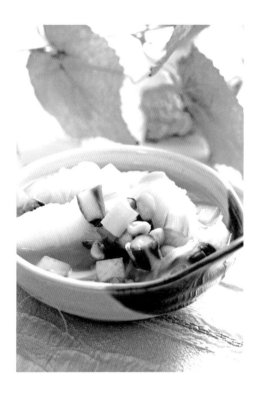

魔芋炖黄豆

材料 黄豆50克，魔芋20克，白萝卜、笋各10克。

调料 酱油、醋、米酒、白糖各适量。

做法 ❶ 先将黄豆浸泡3小时；其余食材洗净，切丁。

❷ 将所有处理好的食材混合，加全部调料拌匀。

❸ 置锅中小火炖煮2个小时即可。

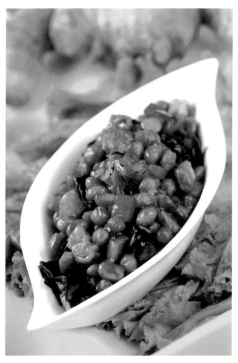

黄豆酥海带

材料 水发海带250克，水发黄豆100克，猪五花肉50克，红辣椒丁10克。

调料 酱油、味精、白糖、老汤各适量。

做法 ❶ 海带用清水泡发，洗净，切成菱形块；五花肉洗净，切成片备用。

❷ 油锅烧至八成热，将海带下油炸酥，捞出沥干备用。

❸ 锅中留底油，先放入五花肉片、红辣椒丁略炒，再加入酱油、海带块和黄豆，添入老汤，用中火烧开后转小火焖烧50分钟，待海带块和黄豆酥烂后再转大火收汁，放入白糖、味精调味即可。

莲藕排骨汤

材料 排骨500克，莲藕1节，黄豆50克，姜、葱花各适量。

调料 盐、胡椒粉各适量。

做法 ❶ 黄豆提前泡发；莲藕去皮，洗净，切成小块；姜洗净，切片；排骨洗净，切块，入加有姜片的沸水中汆烫，捞起冲净。

❷ 锅中加适量水，放入排骨块、黄豆、姜片，大火煮开，倒入莲藕块煮开，改小火炖煮。

❸ 待所有食材熟烂，根据自己的口味加盐和胡椒粉调味，最后撒葱花即可。

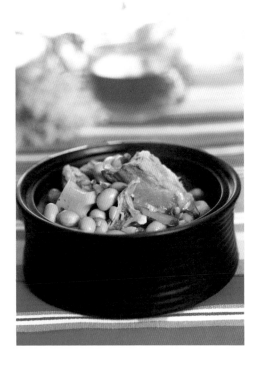

黄豆猪蹄浓汤

材料 干黄豆50克，猪蹄1个，花生仁30克，姜片、葱段各适量。

调料 料酒、大料、盐各适量。

做法 ❶ 干黄豆、花生仁洗净，加水浸泡；猪蹄剁块，放入加有姜片、大料、料酒的沸水中汆烫，捞出冲净。

❷ 将猪蹄块放入加有姜片的砂锅中，倒入少许料酒，加适量清水。

❸ 将泡好的黄豆、花生仁放入做法❷中，用大火烧开，转中小火炖煮。

❹ 待所有的材料熟透时放入大枣、枸杞子，再用小火炖1小时左右，加葱段、盐调味即可。

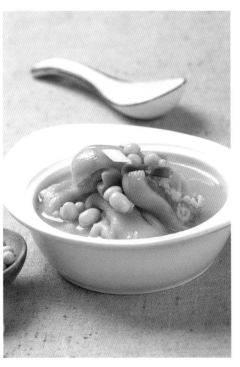

鸡内金

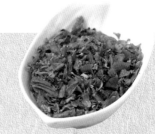

健脾原理 鸡内金是指鸡的干燥砂囊内壁（肌胃）。其可以促进胃液分泌，提高胃酸度及消化力，使胃动力明显增强，胃排空加快，因此具有很好的益胃健脾作用。

性味归经 性平，味甘，归脾、胃、膀胱经

传统功效 消食化积、化结石

现代研究

◎用于米、面、薯、芋、肉等食积不化、消化不良等。

◎用于遗精、遗尿等。

◎用于尿路结石、胆结石等。

日常妙用

食用

鸡内金（研碎）、茯苓、玄参、山楂各10克。上述材料水煎，过滤留汁，加入大米50克，小火炖30分钟。每日1次。此粥可以疏肝理气，消肉积。

鸡内金10克，干橘皮6克，糯米50克。鸡内金、橘皮同研末，加水用小火先煎30分钟，再加入糯米煮成稠粥，每日分2次空腹食用。适用于胆结石患者。

人群宜忌

❌ 胃酸过多患者不宜大量服用，多用会导致呕吐。

❌ 鸡内金会减慢小肠蠕动，便秘患者不宜大量长期服用。

❌ 脾虚无积者慎用。

白术

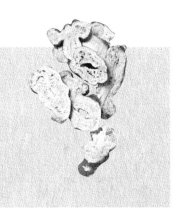

健脾原理 白术含有挥发油、苍术醇、苍术酮以及对身体有补益作用的维生素A，这些成分都有助于补中益气、健脾和胃、燥湿利水，从而增进食欲。

性味归经	性温，味甘、苦，归胃、脾经
传统功效	健脾益气、燥湿利水

现代研究
◎用于食欲缺乏、疲劳乏力、消化不良、腹胀、大便稀薄或腹泻等。
◎用于水肿、痰多等。

日常妙用

食用

白面、白术、白糖、大枣制饼。适用于脾胃气虚引起的腹胀、便溏、泄泻等。此饼可补气健脾。

羊肚250克，白术、茯苓各10克，蜜枣2颗，生姜、料酒各适量，加沸水，隔水炖至熟烂，滤药渣，加入适量盐、鸡精。此药膳可以益气补肺，宁心安神。

选用指南

选购白术时，以个大、质坚实、断面呈黄色者为佳。

人群宜忌

❌ 实热内炽、阴虚火旺、血虚血热等证不宜单味药大量服用。
❌ 有降血糖的作用，低血糖患者不宜单味药大量长期服用。
❌ 妊娠胎动不安属于热证者不宜单味药大量服用。

山楂

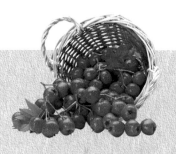

健脾原理 山楂含有解脂酶、鞣质等，对大肠杆菌、绿脓杆菌、痢疾杆菌有抑制作用，而且它能开胃消食，特别对消肉食积滞作用更好，因此具有良好的健脾功效。

| 性味归经 | 性微温，味酸、甘，归脾、胃、肝经 |
| 传统功效 | 消食健胃、活血化瘀 |

现代研究
◎用于产后腹痛、血瘀、闭经、痛经等。
◎用于疝气或睾丸疼痛等。

日常妙用

食用

焦山楂10克，水煎，过滤留汁，连续2次，加入大米100克，煮粥。分早、晚2次服用，连续服用10日。适用于食积停滞、腹痛、腹泻、小儿乳食不消等。

山楂、扁豆各10克，绿豆30克，用温水泡软，水煮，熟后再加入厚朴花6克，小火稍煮，加入盐、鸡精、葱各适量即可。此汤随意饮用。可以调胃顺气。

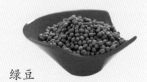
绿豆

人群宜忌

- ✓ 肥胖者宜食。
- ✓ 腹胀、消化不良者宜食。
- ✗ 龋齿患者忌多食。
- ✗ 外感风热、内热炽盛、阴虚火旺、血虚血热等证忌食。
- ✗ 孕妇等女性哺乳期乳汁过少者忌大剂量服用。

陈 皮

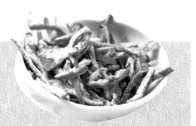

健脾原理 陈皮性温，味苦、辛，温能养脾，辛能醒脾，苦能健脾。陈皮主行脾胃之气，可宽及所有器官，对脾尤甚。

性味归经	性温，味辛、苦，归脾、胃、肺经
传统功效	理气健脾、燥湿化痰

现代研究

◎用于腹胀腹满、恶心呕吐、消化不良等。

◎用于咳嗽、痰多等。

日常妙用

食用

海带丝150克，加入适量酱油、白糖、麻油、鸡精，备用。陈皮25克（剁末），加醋拌匀，再与海带丝、香菜拌匀，随意食用。此菜适用于情绪忧郁兼有乳腺小叶增生等亚健康状态者。

泡茶

陈皮（切丝）30克，橘络10克，加水浸泡片刻，再加入橘核50克（敲碎），水煎30分钟，过滤留汁，加入蜂蜜30克拌匀，上午、下午分别代茶饮。适用于情绪忧郁兼有胸胁胀痛等亚健康状态者。

香橙皮、陈皮（盐炒）各500克，檀香120克，葛花、绿豆花各250克，人参60克，白豆蔻仁20克。上述材料共研末，每日空腹时，取10～30克，用温水冲服。适用于酒醉不解、呃逆吞酸等。

人群宜忌

❌ 大便秘结者不宜单味药长期服用。

❌ 孕妇不宜大剂量长期服用。

❌ 凡气虚、乏力、气短等症者忌单味药大量长期服用。

黄芪

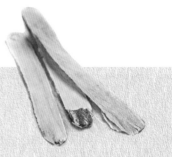

健脾原理 黄芪含皂苷、糖、氨基酸、叶酸及硒等微量元素。有增强机体免疫力、保肝、利尿、健脾的功效。

性味归经	性微温，味甘，归肺、脾、肝、肾经
传统功效	益气补虚

现代研究 黄芪具有补气固表、利水退肿、托毒排脓、生肌等功效，常用于气虚乏力、久泻脱肛、便血崩漏、慢性肾炎、蛋白尿、糖尿病等症。

日常妙用

食用

黄芪30～50克，乌骨鸡1只。将乌骨鸡块与黄芪放入锅中，加适量水，炖熟，喝汤食肉。此汤具有补中、益气、补血的功效，适用于女性月经不调、痛经、老年体虚、经常感冒、脾胃虚弱、消化不良、消瘦等患者。

黄芪30克，鲤鱼500克，水适量，盐少许。以上材料隔水炖熟，喝汤食鱼。此汤具有开胃健脾、益气活血的功效，适用于乏力、消瘦、营养不良性水肿、肾炎水肿等。

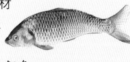

鲤鱼

人群宜忌

❌ 出血性疾病患者不宜大量长期服用。

❌ 低血糖患者不宜大量长期服用。

❌ 感冒、经期的女性忌食。

茯苓

健脾原理 茯苓的主要化学成分：多糖类、三萜类、麦角甾醇、胆碱等。它们可促进钠、氯、钾等排出，抑制肾小管重吸收，具有很好的利水渗湿、益脾和胃的功效。

性味归经	性平，味甘、淡，归心、肺、脾、肾经
传统功效	利水渗湿、健脾

现代研究 黄芪具有宁心安神的功效，它含有茯苓酸、β-茯苓糖胆碱及钾盐等成分，有明显的镇静作用。

日常妙用

食用

白术12克，茯苓18克，陈皮3克，生姜皮1克，砂仁3克。上述材料水煎，过滤留汁，加入适量大米，煮粥。此粥可以健脾行水。

白术

莲子（泡发、去皮、去芯）、红豆各30克，同煮，熟后再加入茯苓粉30克、蜂蜜适量，拌匀。适用于脾湿型老年人带状疱疹的治疗。

莲子

茯苓15克，栗子25克，大枣10个，粳米100克。加水先煮栗子、大枣、粳米；茯苓研末，待米半熟时缓缓加入，搅匀，煮至栗子熟透，加糖调味即可。本方可益脾胃。

人群宜忌

- ✅ 小便不利、水肿尿少者宜食。
- ✅ 倦怠乏力、食欲缺乏、腹泻者宜食。
- ✅ 心神不安、心悸失眠者宜食。

栗子鸡

组成	栗子、杏仁各100克，核桃仁60克，红枣30克，净鸡1只，水淀粉、料酒、姜丝、白糖、酱油各适量。
做法	栗子去壳取肉；鸡洗净，斩块，入沸水锅中汆烫去除血水，捞出冲净备用；杏仁、核桃仁分别汆烫，去皮，入油锅中炸至金黄色。锅中加油烧热，下入鸡肉块煸炒至金黄色，加入料酒、姜丝、白糖、酱油烧至上色，倒入高汤，加红枣、核桃仁、栗子煮至鸡肉、栗子熟透，最后用水淀粉勾芡即可。
用法	佐餐食用。

栗子

生姜粥

组成	鲜生姜6~9克，粳米或糯米60~90克，大枣2颗。
做法	生姜洗净，去皮，切成碎末，与粳米（或糯米）、大枣一起入锅，加适量水煮成粥。
用法	佐餐食用。

白糖粳米粥

组成	粳米50克，白糖适量。
做法	粳米洗净，加水煮粥，加白糖调味即可。
用法	佐餐食用。

大蒜粳米粥

组成	紫皮大蒜30克，粳米60克。
做法	大蒜去皮，入沸水中氽烫1分钟，捞出，下入粳米煮沸，再下大蒜煮至粥熟即可。
用法	佐餐食用。

胡萝卜粳米粥

组成	胡萝卜、粳米各50克。
做法	胡萝卜洗净，切成小丁，备用。粳米淘洗干净，加水、胡萝卜丁一起煮成粥。
用法	佐餐食用。

山药鸡内金粥

组成	干山药粉15~50克，鸡内金粉9克，粳米或小米150克。
做法	粳米或小米淘洗干净，入锅中，加水、干山药粉、鸡内金粉煮成粥。
用法	佐餐食用。

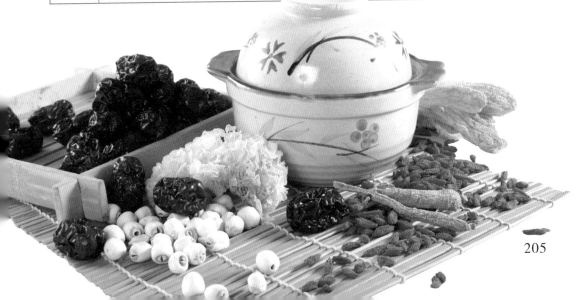

山药白术面

组成	干山药、白术各30克，人参3克，面粉500克，熟蔬菜、调味品适量。
做法	干山药、白术、人参磨成粉末，与面粉、清水一起和成面团，擀成薄片，切片，入锅中煮熟，加熟蔬菜、调味品等拌匀即可。
用法	佐餐食用。

桂圆生姜汤

组成	桂圆干14颗，生姜3片，盐适量。
做法	桂圆干洗净，加水浸泡片刻，连浸泡的水一同倒入锅中，加生姜、盐煮30分钟左右即可。
用法	佐餐食用。

白萝卜蜂蜜方

组成	白萝卜500克，蜂蜜适量。
做法	白萝卜洗净，切成碎末，入锅中，加适量清水，大火煮沸，续煮10分钟即可关火，变温时加蜂蜜即可。
用法	代茶饮用。

大麦芽红茶方

组成	大麦芽30克，红茶3克。
做法	红茶放入杯中备用。大麦芽加水煎煮，滤渣，倒入红茶杯中，浸泡10分钟即可。
用法	代茶饮用。

大枣生姜甘草方

组成	大枣、生姜各250克，甘草30克，盐适量。
做法	大枣洗净，去核，沥干；生姜洗净，切片；甘草用盐炒制。将大枣、生姜焙干，与甘草一起研磨成粉，装入干净、干燥的瓶中备用。
用法	每日2次，每次10克，开水冲服。

洋山芋方

组成	洋山芋250克，素油、醋、盐、葱、味精各适量。
做法	洋山芋去皮，洗净，切成薄片，用清水稍浸泡，捞出沥干。锅中加油烧热，下洋山芋片，用大火煸炒片刻，加少许水、盐、醋，盖盖稍焖，最后加葱、味精调味即可。
用法	佐餐食用。

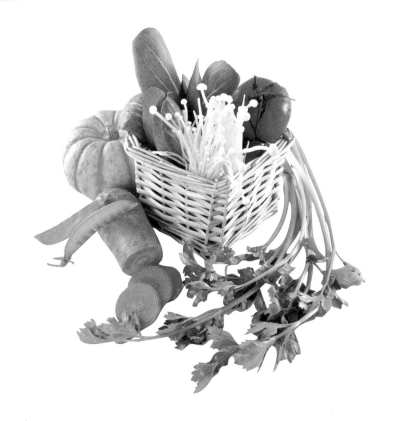

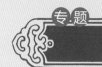

自测——你的五脏生病了吗

肝脏功能自测

一星期内有3~4天出现以下症状，打"√"；如果有6个"√"以上，表示肝脏已经开始出现问题，那么，需要你注重肝脏的保养。

具体症状	可能问题
□易怒	肝气郁结、肝火上炎、肝阳上亢
□面红	肝火上炎、肝阴不足、肝阳上亢
□眼睛常有红丝	肝火上炎、肝阳上亢
□常觉得嘴巴苦苦的	肝火上炎
□经常觉得口干舌燥	肝火上炎、肝阴不足
□无法熟睡，多梦	肝火上炎、肝阳上亢
□两手、两足心发热	肝阴不足
□内耳肿痛	肝火上炎
□常有口臭	肝火上炎、肝阳上亢
□胸闷、痛	肝气郁结、肝阴不足
□胸胁灼痛	肝火上炎
□腰膝酸软	肝阳上亢
□腹闷、痛	肝气郁结
□潮热盗汗	肝阴不足
□头晕胀痛	肝火上炎、肝阴不足、肝阳上亢
□头重脚轻、心悸健忘	肝阳上亢
□月经不调	肝气郁结
□耳鸣如潮	肝火上炎、肝阴不足、肝阳上亢
□尿黄、便秘	肝火上炎
□脉象有强劲之感	肝气郁结
□脉象强劲、有力	肝阳上亢
□脉象强劲、细且快	肝阴不足、肝阳上亢
□脉象强劲、快速搏动	肝火上炎

肾脏功能自测

这是一份详细的肾脏健康状况检查表，一个星期内有3~4天出现以下症状，即可打"√"；出现6个"√"以上，表示肾脏已经开始出现问题，那么从现在开始你要注重肾脏的调养。

具体症状	可能问题
□面色白	肾阳虚、肾气不固
□面色黑	肾阳虚
□舌红少津	肾阴虚
□舌淡苔白	肾阳虚、肾气不固、肾不纳气
□喘息	肾不纳气
□声音低怯	肾不纳气
□五心烦热	肾阴虚
□失眠多梦	肾阴虚
□成人未老先衰	肾精不足
□男子阳痿滑精早泄	肾阳虚、肾阴虚、肾精不足、肾气不固
□妇女不孕	肾阴虚
□妇女经少	肾阴虚、肾精不足
□崩漏	肾阴虚
□腰酸背痛	肾阳虚
□腹部胀满	肾阳虚
□精神萎靡	肾阳虚、肾气不固
□潮热盗汗	肾阴虚
□头晕目眩	肾阴虚
□夜尿、尿频	肾阳虚、肾气不固
□畏寒、下肢冷	肾阳虚
□浮肿，以腰下为甚	肾阳虚
□动作迟缓	肾精不足
□智力迟钝	肾精不足
□脉沉细	肾精不足
□脉沉弱	肾阳虚、肾气不固、肾不纳气

肺脏功能自测

这是一份详细的肺的健康状况检查表，一个星期内有3～4天出现以下症状，即可打"√"；出现6个"√"以上，表示肺部已经开始出现问题，那么从现在开始你要注重肺部的调养。

具体症状	可能问题
□舌红	肺阴虚
□舌尖红	风热犯肺
□舌白	风寒束肺
□面色白	肺气虚
□苔薄黄	风热犯肺
□咳嗽、肺气虚	风热犯肺
□说话声音小、无力	肺气虚
□声音嘶哑	肺阴虚
□无汗	风寒束肺
□盗汗、自汗	肺阴虚、肺气虚
□痰清稀	肺气虚
□痰黏难咳出	肺阴虚、风热犯肺
□痰黄	风热犯肺
□鼻塞流黄涕	风热犯肺
□脉滑	痰湿阻肺
□脉紧	风寒束肺
□脉细、快	肺阴虚
□脉浮、数	风热犯肺

心脏功能自测

这是一份详细的心脏健康状况检查表，一个星期内有3~4天出现以下症状，即可打"√"；出现6个"√"以上，表示心脏已经开始出现问题，那么从现在开始你要注重心脏的调养。

具体症状	可能问题
□舌苔淡白	心血虚、心气虚
□面色淡白	心气虚、心阳虚
□唇色常呈现青紫色	心阳暴脱
□舌胖、舌淡或紫暗	心阳暴脱、心阳虚
□脉搏弱	心气虚
□脉微细	心阳虚、心阳暴脱
□呼吸微弱	心阳暴脱
□呼吸急促，上气不接下气	心阳虚、心气虚、心阳暴脱
□神志模糊	心阳暴脱
□眩晕	心血虚
□盗汗	心阴虚
□健忘	心血虚、心阴虚
□潮热	心阴虚
□四肢发冷、畏寒	心阳虚、心阳暴脱
□心悸	心阳虚、心阳暴脱
□消瘦	心阴虚
□咽干口燥	心阴虚
□突然冷汗淋漓	心阳暴脱
□自汗	心阳虚、心气虚、心阳暴脱
□多梦	心血虚、心阴虚
□经常失眠	心血虚、心阴虚
□乏力	心阳虚、心阳暴脱
□心胸闷或痛	心阳虚、心阳暴脱

脾脏功能自测

这是一份详细的脾的健康状况检查表，一个星期内有3～4天出现以下症状，即可打"√"；出现6个"√"以上，表示脾脏已经开始出现问题，那么从现在开始你要注重脾脏的调养。

具体症状	可能问题
□舌淡胖、苔白滑	脾阳虚
□面、唇舌、指甲苍白	脾不统血
□皮肤紫斑	脾不统血
□舌淡、脾气虚	中气下陷、脾不统血
□少气懒言	脾气虚、中气下陷、脾不统血
□小便颜色混浊	中气下陷
□月经过多	脾不统血
□牙龈出血	脾不统血
□大小便频繁	中气下陷
□大便稀、少	脾气虚、脾阳虚
□长期大便稀、少	中气下陷
□便血	脾不统血
□流鼻血	脾不统血
□胃与小腹下垂、胀	中气下陷
□腹痛喜温喜按	脾阳虚
□腹胀食少	脾气虚、脾阳虚
□身体易浮肿	脾阳虚
□肢体倦怠	脾气虚、中气下陷
□身体浮肿	脾不统血
□四肢冰冷、畏寒	脾阳虚
□白带量多、稀	脾阳虚
□尿血	脾不统血
□肛门有重压感	中气下陷
□脉沉迟、无力	脾阳虚
□脉弱	脾气虚、脾阳虚、中气下陷